名医传真书系

U0289106

张昌禧

学术经验集粹

主审　张昌禧

主编　章雄英

全国百佳图书出版单位

中国中医药出版社

·北　京·

图书在版编目（CIP）数据

张昌禧学术经验集粹 / 章雄英主编 . -- 北京：
中国中医药出版社 , 2024.12
　　（名医传真书系）
　　ISBN 978-7-5132-8722-7

　　Ⅰ . ①张…　Ⅱ . ①章…　Ⅲ . ①中医临床—经验—中国—
现代　Ⅳ . ① R249.7

　　中国国家版本馆 CIP 数据核字（2024）第 070377 号

中国中医药出版社出版

北京经济技术开发区科创十三街 31 号院二区 8 号楼
邮政编码　100176
传真　010-64405721
河北品睿印刷有限公司印刷
各地新华书店经销

开本 880×1230　1/32　印张 9　字数 215 千字
2024 年 12 月第 1 版　2024 年 12 月第 1 次印刷
书号　ISBN 978-7-5132-8722-7

定价　49.00 元
网址　www.cptcm.com

服 务 热 线　010-64405510
购 书 热 线　010-89535836
维 权 打 假　010-64405753

微信服务号　**zgzyycbs**
微商城网址　**https://kdt.im/LIdUGr**
官 方 微 博　**http://e.weibo.com/cptcm**
天猫旗舰店网址　**https://zgzyycbs.tmall.com**

本书为融合出版物
微信扫描上方二维码
关注"悦医家中医书院"
即可获取数字化资源和服务

编委会

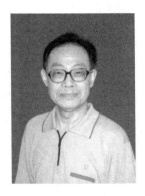

张昌禧简介

张昌禧，男，1938年出生，福建闽侯人，浙江省名中医研究院研究员，高级讲师。1956年就读于浙江医科大学临床医学系本科，学习西医五年。1961年毕业后留在母校任教，后因工作需要调往浙江省金华卫生学校（现为金华职业技术学院医学院），先后担任生理学、解剖学及内科学等课程的教学工作，培养弟子数千名，并脱产"西学中"，打下了坚实的中医药基础。1972年，担任金华卫生学校中药专业的创办及教学工作，此后的50多年，一直从事中医药临床教学及科研工作。

在中医临床方面，擅长治疗各种肿瘤及术后康复调理，对于老年病、神经衰弱、脾胃病等方面也有独到的经验。曾任浙江省中医学会理事，金华市中药研究中心主任，金华市中医药学会副会长兼秘书长，浙江省卫生系列高评委专业组成员。1989年被金华市人民政府授予中青年专业技术拔尖人才称号。1997年被浙江省人民政府授予"浙江省名中医"称号。参与教材及著作的编写10余部，发表论文30余篇。

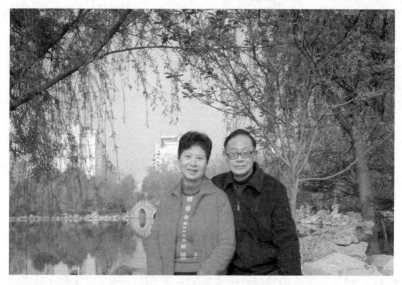

张昌禧与夫人合影（2008 年 2 月）

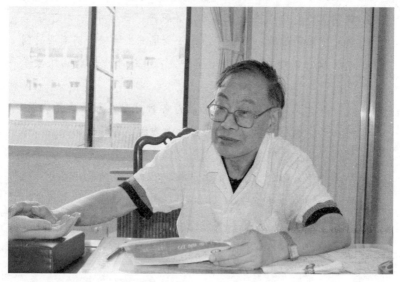

张昌禧出门诊（2014 年 6 月）

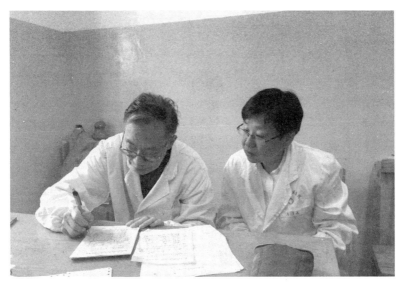

弟子章雄英跟师张昌禧（2016 年 5 月）

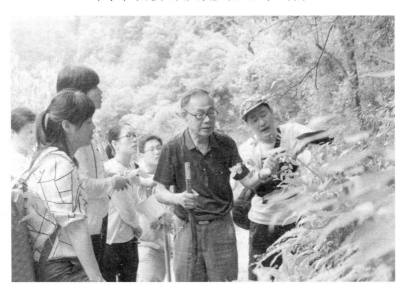

张昌禧在金华南山四顾屏采药（2018 年 6 月）

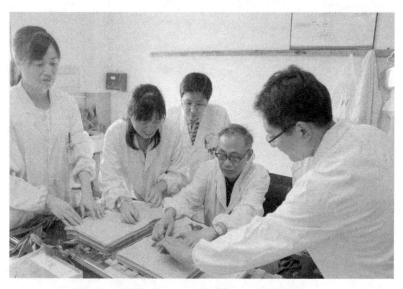

张昌禧带学生制作中药标本（2018 年 6 月）

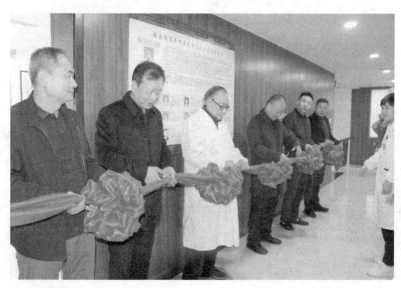

张昌禧名老中医药专家传承工作室成立剪彩（2020 年 11 月）

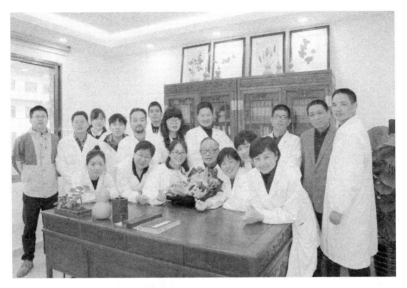

张昌禧与部分弟子合影（2020 年 11 月）

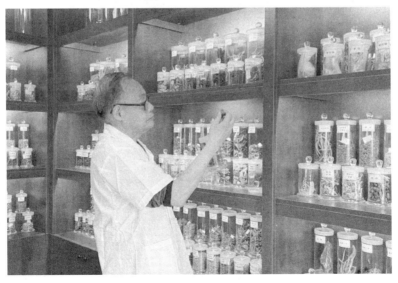

张昌禧在中药标本室工作（2021 年 7 月）

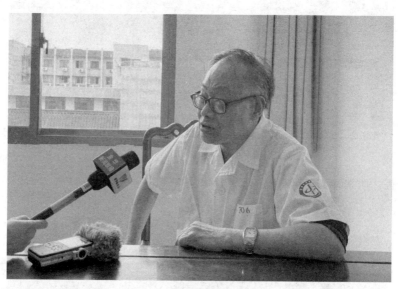

张昌禧接受金华电视台采访（2021年7月）

张 序

岁月流逝，转眼间从医六十余载。早年我为继承父业，立志救死扶伤，入门浙江医科大学临床医学系本科。1961年毕业，留校任教，后因支援兄弟院校，调往金华医学院（现为金华职业技术学院医学院），从事中医药教学、医疗、科研工作数十年，其间曾多次脱产"西学中"。教学之余，从未脱离临床实践。1997年我有幸被授予"浙江省名中医"称号，任浙江省名中医研究院研究员，被评为金华市第一届中青年专业技术拔尖人才，荣誉是肯定，更是一种激励。

如今，我已八十有余，回首这一辈子，只做两件事：教书育人，治病救人。大学毕业后数十年，一直承担教学工作，培养学生数千名，包括研究生、大中专学生、赤脚医生等不同层次人才。1999年退休后受聘于金华市中医医院，从事临床、中药质检工作。2002年，浙江省人民政府组织开展名中医师承工作，我受命带徒，收陈坚波、陈国中、刘红英、黄玉亮为第一批弟子，于2005年出师。他们总结我的经验，出版《常用中药的鉴别与应用》一书。之后，在金华市卫生健康委员会的大力支持下，本人在金华市中医医院培养学术继承人，先后带徒张昱、徐凌、祝浩东、唐胤泉、臧敏、章雄英、孙跃宗、赵晨充、陈马兰、张慧芳。2020年，金华市政府下拨专项资金成立了"张昌禧名老中医药专家传承工作室"，我先后又接纳王未寒、吴忠义、王国军、胡娅娜、吕正西、姚莹、钟晓丽、倪柳英、喻欣、孙栋、童铭钟、徐炜、吴美玲、刘燕玲等传承弟子。目前本工作室弟子20余名，其中博士研究生3名，硕士研究生3名，大多为高级职称，他们在各自的岗位上，发挥着骨干作用。教学之余，我一直从事中医临床实践，并在老年病、神经衰弱、脾胃病、肿瘤的康复调治等方面积累了一定的临床经验。

弟子章雄英，为硕士研究生，从事中医临床工作二十余年，医学基本功扎实，在热性病、咳嗽、脾胃病、肿瘤康复等方面积累了丰富的临床经验。她师承本人已8年余，为总结和传承本人的临床经验，于2022年初开始着手整理本人的医案、医话、用药经验、诊余随笔，并对临床医案进行详细分析，说理透彻，把握了我的辨证论治精髓，汇集出版《名医传真：张昌禧学术经验集粹》一书，花费不少精力，值得称赞。

虽经本人多次审稿，但水平有限，错误难免，请读者批评指正。

张昌禧

2024年5月

前　言

在党和政府的关心和支持下，中医药事业迎来了振兴发展的大好时机，值此盛世，我们编写本书，一来是感谢张昌禧先生的恩情，二来也希望能够将张老的学术思想和临床经验分享给广大读者，以期对中医药事业的发展有所助益。

光阴似箭，时间如过隙白驹，不知不觉张昌禧先生已参加中医药临床和教学工作60余年。张老是浙江省名中医，少见的医药皆精的中医大家，在浙江中西部地区享有盛誉。他早年担任浙江省中医药学会理事、金华市中医药学会副会长兼秘书长、金华市中药研究中心主任，其间参与编写全国中等中医药学校教材《中药鉴定学》《浙江药用植物志》《浙江省中药炮制规范》等，发表了中医药学术论文30余篇，在中药鉴定、中药教学，以及在中医肿瘤、中医内科杂病的治疗等方面具有独到见解，且疗效显著。在他的调治下生命周期延长、生活质量提高的肿瘤患者不计其数。张老要求中医师识中药、辨药性、知药理。他的独特之处是对每味中药的精准把握，能从植物种属、产地、炮制、功效、药理多方面辨药施治。

跟张老抄方、听张老讲课，我们似感已掌握张老学术的全部所学，不过是那几味药，不过是那几个方子加加减减。但随着学习的深入，我们才渐渐感悟到，自己对张老学术思想的认识、对中医临床的认识，尚只"登堂"，并未"入室"。我跟随张老学习已 8 年有余，日积月累保存了数量众多的临证医案。在张老的支持下，我整理了张老在中药和中医临床方面的研究成果与学术经验，遴选张老近年来具代表性的临床案例与临证亲自书写的教案、笔记、经验等汇集成册。

本书以临床应用为主轴，共包括四大部分。第一部分专病验案，收录张老临证治验内、妇、皮肤和五官科疾病约 70 个医案，全方位展示张老辨证论治的经验和用药特点。第二部分用药经验，包括药论和药话，药话中分享了张老从医 60 余年当中亲身经历的中医药小故事。第三部分诊余漫话，介绍张老独特的辨证论治思想，特别是对肿瘤中医康复的思考及治疗方法，以及对部分中药不同剂量与疗效的讨论、对功效近似中药的共同点和不同点的认识，并收录了张老常用抗癌基本方、小验方及临床验案 15 则。第四部分年谱，简要介绍了张老生平。冀管中窥豹，以小见大，以点概面，奉献给热爱中医药事业的同仁们和朋友们，以期能对祖国的医药卫生事业，为岐黄之道添砖加瓦。

本书的编辑和出版得到了张昌禧先生的倾心付出和悉心教导、工作室成员的大力支持，在此，对所有帮助完成此书的师兄弟（妹）们，同事潘波先生，研究生同学朱嘉明、杨歌、王佳梦、张虢、卢炜阳，表示衷心的感谢。

书中若有疏漏或舛误之处，期望医界贤达和读者朋友们不吝批评指正。

章雄英
2024 年 5 月

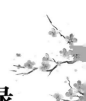

目　录

专病验案

内科验案 ·· 2

感冒 ·· 2

咳嗽 ·· 6

哮病 ··· 10

肺积 ··· 14

胸痹 ··· 17

心悸 ··· 23

水肿 ··· 27

噎膈 ··· 31

痞满 ··· 33

胃痛 ··· 37

呃逆 ··· 39

口臭 ··· 41

鼓胀 ··· 45

胁满 ··· 47

胆胀 ··· 50

泄泻 ··· 53

便秘 ··· 56

石淋 …………………………………… 59

痛风 …………………………………… 62

眩晕 …………………………………… 65

头痛 …………………………………… 70

中风 …………………………………… 76

颤证 …………………………………… 80

汗证 …………………………………… 82

不寐 …………………………………… 87

虚劳 …………………………………… 94

腰痛 …………………………………… 99

妇科验案 ………………………………… 103

癥瘕 …………………………………… 103

崩漏 …………………………………… 106

月经过少 …………………………… 108

绝经前后诸证 ……………………… 110

经闭 …………………………………… 113

阴痒 …………………………………… 115

带下病 ……………………………… 117

滑胎 …………………………………… 119

缺乳 …………………………………… 121

皮肤科验案 ⋯⋯⋯⋯⋯⋯⋯⋯⋯⋯⋯⋯⋯⋯⋯ 124

湿疮 ⋯⋯⋯⋯⋯⋯⋯⋯⋯⋯⋯⋯⋯⋯⋯⋯⋯⋯ 124

湿热疮 ⋯⋯⋯⋯⋯⋯⋯⋯⋯⋯⋯⋯⋯⋯⋯⋯⋯ 129

鳖黑斑 ⋯⋯⋯⋯⋯⋯⋯⋯⋯⋯⋯⋯⋯⋯⋯⋯⋯ 131

肺风粉刺 ⋯⋯⋯⋯⋯⋯⋯⋯⋯⋯⋯⋯⋯⋯⋯⋯ 133

五官科验案 ⋯⋯⋯⋯⋯⋯⋯⋯⋯⋯⋯⋯⋯⋯⋯ 139

口癣 ⋯⋯⋯⋯⋯⋯⋯⋯⋯⋯⋯⋯⋯⋯⋯⋯⋯⋯ 139

口疮 ⋯⋯⋯⋯⋯⋯⋯⋯⋯⋯⋯⋯⋯⋯⋯⋯⋯⋯ 142

口癣 ⋯⋯⋯⋯⋯⋯⋯⋯⋯⋯⋯⋯⋯⋯⋯⋯⋯⋯ 144

耳鸣 ⋯⋯⋯⋯⋯⋯⋯⋯⋯⋯⋯⋯⋯⋯⋯⋯⋯⋯ 146

鼻衄 ⋯⋯⋯⋯⋯⋯⋯⋯⋯⋯⋯⋯⋯⋯⋯⋯⋯⋯ 148

梅核气 ⋯⋯⋯⋯⋯⋯⋯⋯⋯⋯⋯⋯⋯⋯⋯⋯⋯ 152

用 药 经 验

药论 ⋯⋯⋯⋯⋯⋯⋯⋯⋯⋯⋯⋯⋯⋯⋯⋯⋯⋯⋯ 156

二活论 ⋯⋯⋯⋯⋯⋯⋯⋯⋯⋯⋯⋯⋯⋯⋯⋯⋯ 156

论白术 ⋯⋯⋯⋯⋯⋯⋯⋯⋯⋯⋯⋯⋯⋯⋯⋯⋯ 156

白前与白薇 ⋯⋯⋯⋯⋯⋯⋯⋯⋯⋯⋯⋯⋯⋯⋯ 157

何首乌和白首乌 ⋯⋯⋯⋯⋯⋯⋯⋯⋯⋯⋯⋯⋯ 158

泽泻利水而补阴不足 ⋯⋯⋯⋯⋯⋯⋯⋯⋯⋯⋯ 158

"天人合一"话蝉蜕 …………………………… 159

南北沙参辨 ………………………………… 160

介壳潜阳，虫类搜风 ……………………… 160

天麻平肝息风而无补益之功 ………………… 161

桔梗小议 …………………………………… 162

二术小议 …………………………………… 162

牛膝小议 …………………………………… 163

药话 ……………………………………… 164

半边莲治蝮蛇咬伤 ………………………… 164

半边莲消腹水 ……………………………… 165

一帖草药退高热 …………………………… 166

"发霉"的苍术 ……………………………… 166

女贞子降谷丙转氨酶效果好 ………………… 167

狗尾草治沙眼 ……………………………… 168

解毒草药连钱草治验 ……………………… 168

生姜可解关白附中毒 ……………………… 170

人参既能止血又能活血 …………………… 171

两味中药止血显神效 ……………………… 171

人参、三七在同一人身上发生过敏 ………… 173

诊余漫话

肿瘤是全身疾病的局部表现 …………………………… 176

治肿瘤十九法 …………………………………………… 178

攻癌策略浅谈 …………………………………………… 185

治癌以"和"为贵 ……………………………………… 190

常用抗癌基本方 ………………………………………… 192

治脾胃心法：女性疏肝，男性养胃 ………………… 202

中药不同剂量与疗效 …………………………………… 203

功效近似中药区别 ……………………………………… 205

小验方 …………………………………………………… 215

临床验案 15 则 ………………………………………… 223

年　谱 …………………………………………………… 263

专病验案

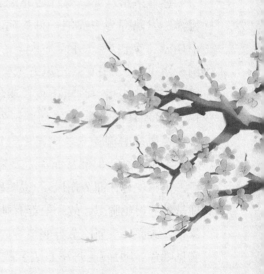

◉ 内科验案

感冒

感冒系指六淫、时行之邪侵袭肺卫而引起的以头痛、鼻塞、流涕、发热等为主症的一种疾病。本病又有伤风、冒风、冒寒、小伤寒、重伤风之别名。感冒之名，首见于北宋《仁斋直指方论·诸风》。该书在"伤风方论"中论述参苏饮时提及"治感冒风邪，发热头痛，咳嗽声重，涕唾稠黏"，指出了感冒的相关症状。《医理真传》载："夫病而曰外感者，病邪由外而入内也。外者何？风寒暑湿燥火，六淫之气也。"《景岳全书》载："伤风之病，本由外感，但邪甚而深者，遍传经络，即为伤寒；邪轻而浅者，止犯皮毛，即为伤风。"说明感冒与伤寒不同，感冒的发病机理是外邪侵犯肺卫，故一般都有肺卫表证，临床以恶风寒、喷嚏、鼻塞、流涕、头痛、全身酸楚等症为多见，或有发热，或有咳嗽，或见咽痒、咽痛。《丹溪心法》载："伤风属肺者多，宜辛温或辛凉之剂散之。"明确指出本病病位在肺，治疗分辛温解表和辛凉解表两大原则。

验案一

袁某，女，16岁，2019年4月20日初诊。

患者 1 周前感冒，伴咽痛、咳嗽，继之出现口干、胸闷、心慌。目前咳嗽尚未清，排便不畅，心电图检查显示偶发房性期前收缩、T 波改变，苔薄，脉细。

中医诊断：感冒（风热犯肺）。

西医诊断：上呼吸道感染。

治则：疏风清热，养肺宁心。

处方：杭白菊 10g，金银花 10g，南沙参 10g，麦冬 15g，浙贝母 10g，党参 15g，玄参 15g，瓜蒌皮 10g，炒黄连 5g，炒白术 20g，炒枳壳 10g，茯苓 15g，生薏苡仁 20g，焦栀子 10g，丹参 15g，甘松 10g，桔梗 10g，生甘草 5g。7 剂，水煎服。

二诊（2019 年 4 月 27 日）：患者感冒已愈，基本不再咳嗽，乏力、口干、胸闷、心慌、多汗，大便通畅，苔薄，脉细。拟用益气养心宽胸之法。

处方：生黄芪 20g，防风 10g，炒白术 15g，党参 15g，麦冬 15g，丹参 20g，五味子 5g，酒白芍 15g，炒枳壳 10g，茯苓 15g，生薏苡仁 20g，郁金 10g，瓜蒌皮 10g，天花粉 10g，金银花 10g，炒黄连 5g，糯稻根 20g，炙甘草 10g。7 剂，水煎服。

三诊（2019 年 5 月 7 日）：咳嗽已清，胸闷心慌改善，出汗好转，仍乏力、口干，大便通畅，苔薄，脉细。拟用原法。

处方：生黄芪 20g，党参 20g，麦冬 15g，五味子 5g，天花粉 10g，炒黄连 5g，炒白术 20g，炒枳壳 10g，茯苓 15g，生薏苡仁 20g，瓜蒌皮 10g，薤白 10g，丹参 20g，甘松 10g，制黄精 15g，金银花 10g，酒白芍 15g，炙甘草 10g。7 剂，水煎服。

【按语】

本病案中患者初诊时为风热犯肺，故先用疏散风热之法，方中杭白菊、金银花清热疏风，玄参清热利咽，南沙参、麦冬养阴润燥，桔梗、浙贝母清热化痰润肺，瓜蒌皮清肺化痰、利气宽胸，党参、白术、茯苓、生薏苡仁益气健脾祛湿、顾护脾胃，甘松醒脾开胃安神，丹参活血祛瘀、宁心安神，焦栀子清热通便，生甘草清热利咽、调和诸药。考虑患者感冒后出现胸闷、心慌，心电图T波改变，可能继发心肌炎，故用瓜蒌皮、黄连。黄连中含有7%～9%的小檗碱，其能改善肾上腺素及其同系物引起的心律不齐、心率变慢等症状，故张老常应用黄连抗心肌损害。

二诊时外邪已清，正气不足，改用玉屏风散益气固表止汗，生脉散益气养阴生津，五味子、白芍、糯稻根收敛止汗，郁金开郁清心、凉血活血，瓜蒌皮理气宽胸，天花粉润燥止渴。

三诊时诸症改善，以益气健脾宽胸善后，加用制黄精养阴润肺、补脾益气、滋肾填精。黄精得土之精气而生，性甘平，为补益脾胃之圣品。《本草便读》谓："土者万物之母，母得其养，则水火既济，金木调平，诸邪自去，百病不生。"

验案二

患儿，女，7岁，2021年3月5日初诊。

患儿发热3天，体温39℃，伴咽痛、咳嗽、痰少、纳呆、口干、排便不畅，苔薄黄，脉浮数。

中医诊断：感冒（邪犯肺卫）。

西医诊断：上呼吸道感染。

治则：疏风清热，养肺润燥。

处方：前胡8g，南沙参10g，麦冬10g，太子参10g，柴胡3g，黄芩5g，杭白菊5g，焦栀子5g，桑白皮10g，制厚朴5g，天花粉6g，浙贝母6g，炙款冬花8g，炒白术10g，炒枳壳6g，茯苓10g，生薏苡仁10g，鸡内金10g，生甘草4g。两剂，水煎服。

二诊（2021年3月7日）：据患者家属反映，服两剂后发热已清，咳嗽改善。嘱继续按原方服用3剂以巩固疗效。

【按语】

小儿脏腑娇嫩，肌肤疏薄，卫外不固，加之冷暖不能自调，因而易于感受外邪，四时气候骤变、冷热失常时，外邪乘虚侵袭，就易发生感冒。小儿为盛阳之体，阳盛则热，若复感外邪，则以外感热病为多。刘河间的《宣明论方·儿科论》中载"大概小儿病者纯阳，热多冷少也"，《医学正传·急慢惊风》载"夫小儿八岁以前曰纯阳"，《幼科要略·总论》亦载"襁褓小儿，体属纯阳，所患热病最多"。纯阳者，阳气尚未成熟之意，表现为肾气未充，胃气未振，脾运力弱，肺脏受气不足，主气功能未建。钱乙《小儿药证直诀》载"乙以为小儿纯阳，无烦益火"，"烦"应作"须"解。由于小儿阳气偏盛，一旦患病易于从阳化热。在病理情况下，机体阳亢阴亏，易患热病，阴津易伤，多从热化火，故清代名医徐大椿说："小儿纯阳之体，最宜清凉。"小儿脾常不足，饮食不节，需常常顾护脾胃、食积等情况。

本病案患儿发热、咽痛、口干、排便不畅均为热象。张老针对小儿易虚易实的特点以清、润、养为法，清为清热，润为润肺，养为养护脾胃。方中柴胡、黄芩、太子参为小柴胡汤的基本架构以和解表里；杭白菊疏风解表清热，前胡既能疏风清热，又能降气化痰；桑白皮、厚朴清肺热、降肺气；南沙参、麦冬、浙贝母、款冬花润肺化痰止咳；天花粉生津止渴、养阴润燥；炒白术、茯苓、生薏苡仁、鸡内金、炒枳壳益气健脾消积、行气宽中；生甘草清热利咽、调和诸药；栀子苦寒清热，泻肺火，去肌表热，在外感热病、表里有热之际能起双解的作用。肺与大肠相表里，全方消肿利咽的同时又有助于泻火通便，故两剂而发热已清。

咳嗽

肺气不清，失于宣肃，上逆作声而引起咳嗽。咳嗽、咯痰是本病的主要症状。咳嗽与外邪的侵袭及脏腑功能失调有关，正如《医学三字经白话解》中所说："肺为脏腑之华盖，呼之则虚，吸之则满，只受得本脏之正气，受不得外来之客气，客气干之则呛而咳矣；亦只受得脏腑之清气，受不得脏腑之病气，病气干之，亦呛而咳矣。"咳嗽的病因，一是外感六淫之邪，二是脏腑之病气，二者均可引起肺气不清失于宣肃，迫气上逆而作咳。外感咳嗽属于邪实，为外邪犯肺、肺气壅遏不畅所致，若不能及时使邪外达，可进一步发生演变转化，表现出风寒化热、风热化燥，或肺热蒸液成痰等情况。内伤咳嗽多属邪实与正虚并见，病理因素主要为"痰"与"火"，但痰有寒热之别，火有虚实之分，痰可郁而化火，火能炼液灼津为痰。他脏及肺者，多因邪实导致正虚。咳嗽的治疗应分清邪正虚实，外感咳嗽，多为实证，应祛邪利肺，按病邪性质分风寒、风热、风燥论治。内伤咳嗽，多属邪实正虚，治以祛邪止咳，扶正补虚，标本兼顾，分清虚实主次处理。

验案一

吴某，女，47岁，2019年12月5日初诊。

患者过敏性咳嗽多年，每遇冬季时有发作，刻下症见咳嗽、痰白、乏力、口干，苔薄白，脉细。

中医诊断：咳嗽（风咳）。

西医诊断：过敏性咳嗽。

治则：疏风益气，养肺化痰。

处方：荆芥 10g，防风 10g，蝉蜕 5g，南沙参 15g，麦冬 15g，黄芩 10g，制厚朴 10g，杏仁 10g，杭白菊 10g，浙贝母 10g，炙款冬花 10g，紫菀 10g，白前 10g，党参 20g，茯苓 15g，生薏苡仁 20g，鸡内金 10g，佛手 10g，桔梗 10g，生甘草 5g。7 剂，水煎服。

二诊（2019 年 12 月 15 日）：咳嗽略有改善，月经来潮，淋漓不清，苔薄，脉细。拟用养肺润燥、养血调经之法。

处方：荆芥炭 10g，黄芩 10g，当归 10g，酒白芍 20g，川芎 10g，益母草 20g，仙鹤草 20g，茯苓 15g，生薏苡仁 20g，炒白术 20g，浙贝母 10g，炙款冬花 10g，杏仁 10g，炒僵蚕 15g，制香附 10g，预知子 10g，炙甘草 10g。5 剂，水煎服。

三诊（2019 年 12 月 23 日）：月经已清，咳嗽改善，乏力、口干、干咳、胸闷，苔薄，脉细。拟用益气养肺、润燥之法。

处方：南沙参 15g，麦冬 15g，黄芩 10g，桔梗 10g，炒僵蚕 15g，广地龙 10g，制厚朴 10g，杏仁 10g，浙贝母 10g，炙款冬花 10g，紫菀 10g，党参 20g，炒白术 20g，炒枳壳 10g，佛手 10g，天花粉 10g，瓜蒌皮 10g，生甘草 5g。7 剂，水煎服。

四诊（2019 年 12 月 30 日）：咳嗽改善，口干，大便通畅，苔薄，脉细。拟用原法。

处方：南沙参 15g，麦冬 15g，党参 20g，丹参 20g，五味子 5g，炒白术 20g，炒枳壳 10g，茯苓 15g，生薏苡仁 20g，浙贝母 10g，炙款冬花 10g，生百部 15g，苦杏仁 10g，白前 15g，佛手 10g，天花粉 10g，瓜蒌皮 10g，生甘草 5g。7 剂，水煎服。

上方加减继续服用约 1 个月，症状缓解，多年冬季未见再次发作。

【按语】

此患者素体肺气亏虚，又感风邪，引动伏痰致咳嗽发作。用蝉蜕、荆芥、防风、菊花疏散风邪；南沙参、麦冬益气养阴润肺；黄芩清肺泄热；桔梗、甘草祛痰利咽。《伤寒论》载："喘家，作桂枝汤，加厚朴杏子佳。""太阳病，下之微喘者，表未解故也，桂枝加厚朴杏子汤主之。"厚朴、杏仁合白前能降冲逆而止嗽，破壅塞而清痰；紫菀、炙款冬花、浙贝母化痰止咳润肺；党参、茯苓、薏苡仁益气健脾护胃利湿，治痰之源；鸡内金健胃消食；佛手既能行肺胃气滞，又能化痰。二诊时因月经来潮，改用荆芩四物汤养血调经；辅以制香附、预知子疏肝理气活血；仙鹤草补虚止血。

二诊时加僵蚕祛风化痰平喘，僵蚕咸辛平，既能平内风以解痉，又能驱除外风以散风热，且可化痰而散结。三诊时加地龙，地龙咸寒，既能降泄，又善走窜，有清热息风、通络平喘、利尿之功效。药理研究表明，地龙中的次黄嘌呤和琥珀酸可阻滞组胺受体，阻止气管痉挛并增加毛细血管通透性，此为地龙能够平喘的主要机制。

验案二

丁某，男，72岁，2021年5月20日初诊。

患者咳嗽气喘多年，在本地多方治疗少效，痰多而黏、胸闷、气闭、少寐，口不干，大便基本通畅，苔腻，脉滑。

中医诊断：咳嗽（痰湿阻肺）。

西医诊断：慢性支气管炎。

治则：健脾化湿，养肺化痰。

处方：炒苍术20g，炒白术20g，制厚朴10g，陈皮5g，法半夏 10g，党参 20g，麦冬 15g，茯苓 15g，生薏苡仁 20g，浙贝母 10g，炙款冬花 10g，瓜蒌皮 10g，黄芩 10g，紫菀 10g，丹参 20g，甘松 10g，炒枳壳 10g，木香 5g，佩兰 10g。14 剂，水煎服。

二诊（2021 年 6 月 7 日）：上方共服 14 剂，咳嗽已清，痰湿阻肺的症状基本消失。原方去半夏、苍术，加南沙参 15g，天花粉 10g。7 剂，水煎服。

【按语】

此案辨为痰湿阻肺型咳嗽，患者为老年男性，久病导致肺脾皆虚。脾为生痰之源，肺为贮痰之器，脾湿生痰，上渍于肺，壅遏肺气，则见咳嗽气喘反复发作，痰多而质黏；痰湿中阻，气机不畅，可见胸闷、气闭；湿痰阻滞，影响脾胃气机，则扰乱心神而少寐。

此案用平胃散燥湿行气化痰之标，六君子汤加减益气健脾化痰之源。方中佩兰芳香化湿，厚朴行气宽中，法半夏燥湿化痰，麦冬养阴润肺以防伤阴，浙贝母、炙款冬花、紫菀化痰止咳，瓜蒌皮化痰宽胸，黄芩清肺热，丹参活血除烦安神，炒枳壳理气宽中、降气消痰。甘松味辛、甘，性温，理气开郁醒脾，且有较好的安神作用。木香行气健脾，《本草汇言》谓木香为"治气之总药，和胃气、通心气、降肺气、疏肝气、快脾气、暖肾气、消积气、温寒气、顺逆气、达表气、通里气，管统一身上下内外诸气，独推其功"。

初方重在燥湿化痰，二诊时去法半夏、苍术，减其温燥之性，加南沙参、天花粉重以养阴润肺。

哮病

支气管哮喘在中医学中属于"哮病""喘证""呴嗽"等范畴。中医学认为，哮喘的病因多为宿痰内伏于肺，每遇外邪侵袭、饮食不当、情志失调或体虚劳倦等诱发因素引动而触发，导致痰浊阻塞气道，气道挛急，肺失宣降。

哮病的治疗大致分为3个阶段：对于发病初期或急性发作之时"急则治标"，以清热止咳、化痰平喘为主；病情渐缓期"标本兼治"，宣肺补肾兼顾；表已解、无兼杂时"缓则治本"，治本以补肾为主。

验案

蔡某，女，47岁，2020年11月26日初诊。

患者自幼患支气管哮喘，时有发作，冬季为甚。近日因外感风邪，导致乏力、恶风、咳嗽、口干、咳痰不畅、喉中哮鸣音，伴胸闷，苔薄白，脉浮数。

中医诊断：哮病（风寒哮）。

西医诊断：支气管哮喘。

治则：疏风益气，养肺平喘。

处方：前胡10g，白前15g，南沙参15g，麦冬15g，广地龙10g，牛蒡子10g，党参20g，瓜蒌皮10g，黄芩10g，厚朴10g，炒白术20g，炒枳壳10g，茯苓15g，生薏苡仁20g，浙贝母10g，杏仁10g，绞股蓝20g，生甘草5g。7剂，水煎服。

二诊（2020年12月3日）：外感基本康复，哮喘平息，鼻唇干燥、乏力、稍咳、心烦、胸闷，苔薄，脉细。拟用益气养肺、润燥宽胸之法。

处方：南沙参 15g，麦冬 15g，生黄芪 20g，制女贞 15g，广地龙 10g，党参 20g，茯苓 15g，炒白术 20g，炒枳壳 10g，生薏苡仁 20g，浙贝母 10g，紫菀 10g，酸枣仁 10g，玫瑰花 3g（后下），制香附 10g，制黄精 10g，炙甘草 10g。7 剂，水煎服。

三诊（2020 年 12 月 10 日）：鼻唇干燥改善，不喘，咯痰减少，偶咳、口干、心烦、溲热，苔薄，脉细。拟用原法。

处方：南沙参 15g，麦冬 15g，生黄芪 20g，制女贞 15g，党参 20g，百合 20g，土茯苓 20g，广地龙 10g，炒白术 20g，茯苓 15g，炒枳壳 10g，生薏苡仁 20g，浙贝母 10g，玫瑰花 3g（后下），制香附 10g，制黄精 15g，天花粉 10g，炙甘草 10g。7 剂，水煎服。

四诊（2020 年 12 月 17 日）：胸闷、口干改善，偶咳、咽部有痰、心烦、溲热，苔薄，脉细。拟用原法。

处方：生黄芪 20g，制女贞 15g，南沙参 15g，麦冬 15g，党参 20g，百合 20g，土茯苓 20g，广地龙 10g，炒白术 20g，茯苓 15g，炒枳壳 10g，生薏苡仁 20g，浙贝母 10g，玫瑰花 3g（后下），桔梗 10g，川牛膝 15g，制黄精 15g，天花粉 10g，生甘草 5g。7 剂，水煎服。

五诊（2020 年 12 月 24 日）：病情稳定，胸闷改善，偶咳、咽有痰、口干，苔薄，脉细。拟用原法。

处方：生黄芪 20g，制女贞 15g，南沙参 15g，麦冬 15g，党参 20g，百合 20g，土茯苓 20g，广地龙 10g，炒白术 20g，茯苓 15g，炒枳壳 10g，生薏苡仁 20g，桔梗 10g，浙贝母 10g，鸡内金 10g，制黄精 15g，天花粉 10g，炙甘草 10g。7 剂，水煎服。

六诊（2021年1月7日）：病情稳定，哮喘平息、口干、咽部有痰，苔薄，脉细。拟用原法。

上方去百合，加淫羊藿15g。7剂，水煎服。

七诊（2021年1月28日）：病情稳定，哮喘平息，偶咳、神疲乏力、多汗，苔薄，脉细。拟益气养肺固卫。

处方： 生黄芪20g，防风10g，炒白术20g，制女贞15g，党参20g，麦冬15g，茯苓15g，生薏苡仁20g，炒枳壳10g，浙贝母10g，桔梗10g，紫菀10g，红景天10g，半枝莲20g，制黄精15g，天花粉10g，炙甘草10g。7剂，水煎服。

随访1年，哮喘未再作，身体较前强壮，外感咳嗽减少。

【按语】

张老以二前汤合清气化痰丸为主方进行加减，方中白前走里，清肺降气，祛痰止咳；前胡走表，宣散风热，宣肺止嗽；白前重在降气，前胡偏于宣肺，一宣一降，肺复清肃。厚朴燥湿化痰，下气除满；杏仁祛痰止咳，平喘下气；炒枳壳理气降逆，调畅气机；南沙参、麦冬滋阴润燥，养肺胃之阴液；广地龙、瓜蒌皮、黄芩均善清肺热，其中广地龙通络降气，瓜蒌皮润肺燥而化痰，配伍黄芩加强清热化痰、行气宽胸之功。绞股蓝健脾益气，化痰止咳；浙贝母善清热化痰润肺；牛蒡子清利咽喉，疏散外感风邪。患者久病必致肺气亏虚，以党参、白术、茯苓、薏苡仁、炙甘草平补肺脾之气，虚则补其母，为培土生金之意。

二诊时病情渐缓，治法采用标本兼治，加入扶正补肾疏肝的药物。方中黄芪、制女贞、制黄精益气滋肾，补肺脾之气阴；香附、玫瑰花行气疏肝解郁；酸枣仁养心阴，益肝血而安神；紫菀润肺下气，化痰止咳，《本草正义》云："紫菀柔润有余，虽曰苦辛而温，非燥烈可比。专能开泄肺郁，定咳降逆，宣通窒滞，兼疏肺家气血。"

三诊时患者鼻唇干燥改善，咯痰减少，口干、心烦、溲热，故去酸枣仁，加百合甘寒养阴润肺，清心安神；天花粉泻火养阴，生津止渴；土茯苓功善清下焦湿热，并有清热解毒的作用，《浙江药用植物志》记载其善治咽喉肿痛，故张老常用于治疗呼吸系统疾病。

四诊时患者咽部仍有痰，故加入桔梗开宣肺气，祛痰利咽；仍溲热，故加入川牛膝利尿通淋，引火下行。

五诊时溲热好转，胸闷改善，故去川牛膝、玫瑰花，加入鸡内金消食健胃、通淋。

六诊时，由于一诊后患者哮喘未再发作，兼夹之证基本已清，"治喘咳不离于肺，不只于肺"，"发时治肺，平时治肾"，故改以治本为主，去养阴润肺之百合，加入淫羊藿温肾阳、镇咳、祛痰、平喘。

这里值得一提是，中国科学院院士、复旦大学附属华山医院沈自尹教授对中医补肾法治疗支气管哮喘颇有研究。沈教授在临床用药中，长期将淫羊藿作为补肾的重点药，并通过临床试验研究发现，淫羊藿能增强下丘脑－垂体－肾上腺皮质轴的分泌功能。沈教授说："淫羊藿药性温而不燥，助阳不伤阴，有温煦肾之元阳、直接振奋命门之火之功，具有保护外源性皮质激素抑制神经内分泌免疫的作用，从人和动物实验中都看到淫羊藿对肾上腺皮质有直接保护与促进的作用。"

七诊时患者神疲乏力、多汗，故用玉屏风散益气固表实卫。在前方顾护肺胃、补肾的基础上加入红景天补气清肺止咳；半枝莲清热解毒，解痉祛痰。两者还都具有增加免疫功能的作用。

调养随访 1 年，身体较前强壮，外感咳嗽减少，哮喘未发。

肺积

中医学自古并无肺结节之病名，现代多数医家认为肺结节归属于"肺积"范畴。本病是随着现代科技的发展、检查技术的提高而被发现的肺部病灶。西医学认为肺结节是肺内直径小于或等于3cm的类圆形或不规则形病灶，影像学表现为密度增高的阴影，可单发或多发，边界清晰或不清晰，其中良性结节可为"炎性假瘤""结核球""硬化性血管瘤"等病，恶性结节多为早期肺癌。大部分肺结节是在健康体检或因其他疾病检查时被发现，随着影像学技术的发展，肺微小结节的检出率不断提高。病理检查是确定肺结节性质的"金标准"。肺结节患者常无临床症状，影像学检查结果可视为中医望诊的延伸。

"肺积"是中医学"五积"之一，《难经·五十六难》中记载："肺之积，名曰息贲。"指邪气留滞凝结于肺，故西医学之肺结节可视为中医学里由痰饮、血瘀、气滞三者互为因果发展日久而成的有形结节。病因上，六淫、七情、饮食、禀赋不足皆可致本病，主要与肺、肝、脾三脏密切相关，病机特点以"气、虚、火、痰、瘀"为主。中医治疗肺结节的重点是要扶助正气，阻断痰饮产生，通调人体水道。治法有宣肺化痰、补气养血、软坚散结、活血化瘀等，张老主张以益气扶正、化痰散结为治疗大法。

验案

叶某，女，48岁，2020年12月2日初诊。

患者结肠腺癌术后1年，伴肺多发性结节，神疲乏力、偶咳、口干、少寐、排便次数多，苔薄腻，脉细。

中医诊断：肺积（脾虚痰凝）。

西医诊断：肺结节。

治则：益气健脾，养肺散结。

处方：生黄芪 20g，炒党参 20g，北沙参 15g，麦冬 15g，丹参 20g，土茯苓 20g，炒白术 20g，炒枳壳 10g，茯苓 15g，生薏苡仁 20g，猫爪草 15g，浙贝母 10g，炒酸枣仁 15g，山茱萸 10g，海浮石 20g（先煎），生鸡内金 10g，半枝莲 20g，三叶青 6g，冬凌草 20g，山慈菇 6g，炙甘草 10g。14 剂，水煎服。

二诊（2021 年 1 月 5 日）：上方连服 1 月余，乏力、咳嗽改善，口干，胃纳一般，少寐，便溏、排便次数多，苔薄腻，脉细。拟用原法。

处方：生黄芪 20g，炒党参 20g，北沙参 15g，麦冬 15g，丹参 20g，土茯苓 20g，炒白术 20g，炒枳壳 10g，茯苓 15g，生薏苡仁 20g，猫爪草 15g，制香附 10g，高良姜 10g，炒酸枣仁 15g，海浮石 20g（先煎），生鸡内金 10g，半枝莲 20g，三叶青 6g，冬凌草 20g，山慈菇 6g，守宫 3 条。14 剂，水煎服。

以上处方加减，连续服用 1 年余，其间复查示结肠癌术后改变，肿瘤指标正常，肺多发性结节大小与前相似，建议定期复查。因疫情期间外地来金华诊治不便，多以原方在当地医院配服。

三诊（2022 年 6 月 22 日）：结肠癌术后两年余，2022 年 4 月 12 日胸部 CT 平扫检查显示肺结节消散，便溏改善，胃纳可，不咳，口干、少寐，苔薄腻，脉细。拟用益气健脾固肠之法。

处方：生黄芪 20g，炒党参 20g，北沙参 15g，麦冬 15g，丹参 20g，土茯苓 20g，炒白术 20g，炒枳壳 10g，茯苓 15g，生薏苡仁 20g，制香附 10g，高良姜 10g，生鸡内金 10g，猫爪草 15g，炒酸枣仁 15g，山茱萸 10g，乌梅 5g，半枝莲 20g，三叶青 6g，冬凌草 20g，山慈菇 6g。14 剂，水煎服。

【按语】

此案患者有结肠腺癌病史，术后正气不足，脾气虚弱，津液无以上承，故神疲乏力、口干。《疡医大全》谓："经曰：大肠者传导之官，变化出焉，上受胃家之糟粕，下输于广肠。"气血亏虚，脾运不健，命门火衰不能暖土，则水谷相杂下走肠道，表现为大便多溏。

张老用药温和机巧，一般不用三棱、莪术之类耗气破血的峻猛之药，忌攻伐正气太过。方中生黄芪、炒党参益气健脾；炒白术、茯苓、生薏苡仁固护脾胃，利湿；丹参活血化瘀；炒酸枣仁养心安神，补养五脏；半枝莲、猫爪草、三叶青、冬凌草、山慈菇清热解毒，散结抗癌；土茯苓清热祛湿，解毒，同时有很好的抗肿瘤作用；北沙参、麦冬、浙贝母养阴清肺，益胃生津；山茱萸酸收固涩；海浮石善能化痰，鸡内金善能化石，两者合用软坚散结，张老临床将此二药用于治肺结节效佳。《医学衷中参西录》云："鸡内金，鸡之脾胃也。中有瓷石、铜、铁皆能消化，其善化瘀积可知。"鸡内金炙用健胃消食，生用则化瘀。

二诊时患者乏力改善，便溏无好转，故加良附丸、乌梅、守宫固肠抗癌。高良姜、制香附相伍温中散寒，行气止泻；乌梅酸涩，酸能生津，涩能固肠。

守宫，又名壁虎、天龙。性寒、味咸，有小毒，入肝经，有祛风定惊、解毒散结等功效。张老常用守宫治疗各种肿瘤，主要取其消肿止痛、解毒散结之功。元代以前守宫很少入药，《本经逢原》云其"以毒攻毒，皆取其尾善动之义"，《本草纲目》中首用其治噎膈，并谓："盖守宫食蝎蛋，蝎蛋乃治风要药，故守宫所治风痉惊痫诸病，亦犹蜈、蝎之性能透经络也。且入血分，故又治血病疮疡。"《青囊方》载："血积成块用壁虎一枚，白面和一鸭子大，包裹研烂，作饼烙熟食之，当下血块。不过三五次即愈，甚验。"《四川中药志》载："驱风，破血积包块，治肿瘤。"壁虎体内含有蛋白质、脂肪、核酸和组织胺类物质，并且富含多种氨基酸、微量元素及与马蜂毒类似的有毒物质。其中，具有抗肿瘤活性的物质包括腺苷类、硫酸多糖、硫酸多糖蛋白及多肽类等。其主要抗肿瘤机制是能抑制肿瘤细胞增殖，诱导肿瘤细胞凋亡，抑制肿瘤血管新生，诱导肿瘤细胞分化，调节肿瘤微环境，增强细胞免疫活性。

胸痹

胸痹是由正气亏虚、饮食不当、情志失调、寒邪内侵等所引起的左胸部发作性憋闷、疼痛，甚至心痛彻背、气短、喘息不能平卧等为主要临床表现的一种病证，常伴有心悸、惊恐不安、面色苍白、冷汗自出等。本病多由劳累、饱餐、寒冷及情绪激动而诱发，亦可无明显诱因或安静时发病。"胸痹"病名最早见于《内经》，其认为"饮邪"是其主要病机："肺大则多饮，善病胸痹、喉痹、逆气。"张仲景在《金匮要略·胸痹心痛短气病脉证治》中提到："夫脉当取太过不及，阳微阴弦，即胸痹而痛，所以然者，责其极虚也。今阳虚知在上焦，所以胸痹、心痛者，以其阴弦故也。"依据"阳微阴弦"的脉象，认为阳虚于上，以致阴寒之邪乘虚上逆，凝聚而成胸痹。

胸痹的病机关键在于外感或内伤引起心脉痹阻，其病位在心，但与肝、脾、肾三脏功能的失调有密切关系。因为心主血脉的功能正常有赖于肝主疏泄、脾主运化、肾藏精主水等功能的正常运行。其病性有虚实两方面，虚者多见气虚、阳虚、阴虚、血虚，尤以气虚、阳虚多见；实者不外气滞、寒凝、痰浊、血瘀，并可交互为患，又以血瘀、痰浊多见。但虚实两方面均以心脉痹阻不畅为病机关键，发作期以标实为主、缓解期以本虚为主是病机特点，其治疗应补其不足、泻其有余。本虚宜补，权衡心之气血阴阳之不足，有无兼见肝、脾、肾脏之亏虚，调阴阳，补气血，调脏腑之偏衰，尤应重视补心气、温心阳。标实当泻，针对气滞、血瘀、寒凝、痰浊而理气、活血、温通、化痰，尤重活血通络、理气化痰使气机顺畅。补虚与祛邪的目的都在于使心脉气血流通，通则不痛。

验案一

倪某，女，75岁，2021年8月2日初诊。

患者患高血压、冠心病多年，血压控制尚好，神疲乏力、胸痛彻背、心慌、多汗、下肢轻度浮肿，苔薄，脉细。

中医诊断： 胸痹（气虚血瘀）。

西医诊断： 高血压性心脏病。

治则： 益气养心通络。

处方： 生黄芪20g，党参20g，麦冬15g，五味子5g，瓜蒌皮10g，薤白10g，炒黄连5g，丹参20g，珍珠母20g（先煎），茯苓15g，生薏苡仁20g，焦栀子10g，甘松10g，佛手10g，糯稻根20g，酒白芍20g，炙麻黄根15g，黄精15g，炙甘草10g。7剂，水煎服。

二诊（2021年8月9日）：胸痛改善，乏力好转，胸闷、心慌、多汗、脘胀、下肢轻度浮肿，苔薄腻，脉细。拟用原法。

处方：生黄芪 20g，党参 20g，麦冬 15g，五味子 5g，瓜蒌皮 10g，薤白 10g，炒黄连 5g，丹参 20g，珍珠母 20g（先煎），茯苓 15g，薏苡仁 20g，炒白术 20g，炒枳壳 10g，佛手 10g，酒白芍 20g，制延胡索 15g，糯稻根 20g，黄精 15g，炙甘草 10g。7 剂，水煎服。

【按语】

"胸痹不得卧，心痛彻背者，栝楼薤白半夏汤主之。"此案张老因半夏温燥故不用，以黄芪大补元气，固表止汗；以瓜蒌皮、薤白通阳散结化痰。瓜蒌性润，专以涤垢腻之痰；薤白臭秽，用以通秽浊之气，同气相求。另用金石介贝之品，珍珠母咸寒，归心、肝经，能滋肝阴、清肝火，有平肝潜阳、安神定惊功效，配白芍柔肝平阳；丹参活血安神，通利经脉；甘松醒脾安神，行气止痛；党参、麦冬、五味子益气养阴；糯稻根、麻黄根味甘性平，能固表止汗，合白芍敛阴止汗；茯苓、薏苡仁、炒白术、枳壳益气健脾利湿；佛手疏肝理气；栀子、黄连清心；黄精补益气阴；炙甘草甘温益气，通经利脉，行血气，缓急养心；延胡索辛散苦泄温通。《雷公炮炙论》云："心痛欲死，速觅延胡。"延胡索既入血分，又入气分，既能行血中之气，又能行气中之血，入血分而活血化瘀，走气分而行气止痛。盖气郁则痛，血滞亦痛，气行血活，通则不痛，故其为活血利气止痛之良药。《本草正义》云："延胡，虽为破滞行血之品，然性情尚属和缓，不甚猛烈……故能治内外上下气血不宣之病，通滞散结，主一切肝胃胸腹诸痛，盖攻破通导中之冲和品也。"以其性温，则于气血能行能畅；味辛，则于气血能润能散。张老常用其治疗"一身上下诸痛之属于气滞血瘀者"。

验案二

王某，女，73岁，2021年7月26日初诊。

患者患过敏性皮炎、冠心病多年，伴有不稳定型心绞痛，胸痛、胸闷、乏力、心慌、身痒，口不干，大便通畅，苔薄，脉细。

中医诊断： ①胸痹（气虚痰瘀）；②荨麻疹（风燥）。

西医诊断： ①冠状动脉粥样硬化性心脏病；②过敏性皮炎。

治则： 疏风凉血，养心宽胸。

处方： 瓜蒌皮10g，薤白10g，桂枝10g，丹参20g，党参20g，麦冬15g，蝉蜕5g，蛇蜕5g，白鲜皮10g，炒白术20g，炒枳壳10g，茯苓15g，薏苡仁20g，五味子5g，牡丹皮10g，制黄精15g，蒺藜10g，珍珠母20g（先煎）。7剂，水煎服。

二诊（2021年8月9日）：胸痛改善，皮疹好转，口不干，胃脘不适、少寐，苔薄，脉细。拟用原法。

处方： 黄芪20g，党参20g，麦冬15g，瓜蒌皮10g，薤白10g，桂枝10g，丹参20g，蛇蜕5g，炒白术20g，炒枳壳10g，茯苓15g，薏苡仁20g，佛手10g，酒白芍20g，甘松10g，炒酸枣仁15g，牡丹皮10g，制黄精15g。7剂，水煎服。

【按语】

喻嘉言曰："胸中阳气，如离照当空，旷然无外，设地气一上则窒塞有加。故知胸痹者，阳气不用，阴气上逆之候也。然有微甚不同，微者但通其不足之阳于上焦，甚者必驱其厥逆之阴于下焦。仲景通胸中之阳，以薤白、白酒，或栝蒌、半夏、桂枝、枳实、厚朴、干姜、白术、人参、甘草、茯苓、杏仁、橘皮。选用对症，三四味即成一方，不但苦寒尽屏，即清凉不入，盖以阳通阳，阴药不得预也。"

胸痹心中痞痛，气结在胸。本案以枳实薤白桂枝汤加减化裁通阳行气，宽胸化痰。方中薤白开胸理气，化痰通阳；桂枝温阳通脉，行滞散瘀；张老因枳实破气力强，枳壳药性缓和，故常用枳壳易枳实行气解郁降气；瓜蒌皮利气宽胸，涤痰通脉；蝉蜕、蛇蜕、白鲜皮、蒺藜疏风止痒；党参、麦冬、五味子、制黄精益气养阴宁心；炒白术、茯苓、薏苡仁益气健脾渗湿；牡丹皮凉血活血，止痒清热；丹参安神活血；珍珠母安神定惊。

二诊时胸闷、皮疹均改善，由于胃脘不适、少寐，故加用黄芪、甘松、酒白芍、佛手等益气健脾，疏肝和胃；酸枣仁安神宁心。

验案三

卢某，男，62岁，2021年6月21日初诊。

患者患冠心病多年，乏力、畏寒、胸闷、心慌、纳呆、少寐、便溏，口不干，苔薄，脉细。

中医诊断：胸痹（心脾阳虚）。

西医诊断：冠状动脉粥样硬化性心脏病。

治则：益气养心，温阳健脾。

处方：生黄芪20g，炒党参20g，麦冬15g，丹参20g，郁金10g，五味子5g，桂枝10g，炒枳壳10g，薤白10g，珍珠母20g（先煎），炒白术20g，茯苓20g，生薏苡仁20g，炒黄连5g，鸡内金10g，炒酸枣仁15g，山茱萸10g，炙甘草10g。7剂，水煎服。

二诊（2021年6月28日）：乏力、胸闷、心慌改善，畏寒、下肢轻度浮肿、消化欠佳、少寐，口不干，苔薄，脉细。拟用原法。

处方：炮附片10g（先煎），生黄芪20g，党参20g，麦冬

15g，丹参 20g，五味子 5g，桂枝 10g，炒白术 20g，炒枳壳 10g，珍珠母 20g（先煎），茯苓 15g，生薏苡仁 20g，赤芍 20g，炒黄连 5g，鸡内金 10g，炒酸枣仁 15g，郁金 10g，炙甘草 10g。7 剂，水煎服。

三诊（2021 年 7 月 5 日）：胸闷、畏寒改善，下肢浮肿消退，口干、排便不畅，苔薄，脉细。拟用原法。

处方： 黄芪 20g，党参 20g，麦冬 15g，丹参 20g，五味子 5g，瓜蒌皮 10g，薤白 10g，茯苓 20g，薏苡仁 20g，赤芍 20g，炒白术 20g，炒枳壳 10g，当归 10g，焦栀子 10g，肉苁蓉 15g，炒黄连 5g，郁金 10g，炙甘草 10g。7 剂，水煎服。

【按语】

本案中患者属于胸痹，辨证为心阳不足，兼脾阳虚。方中薤白、桂枝、枳壳温阳通痹，理气宽中；黄芪、党参、麦冬、五味子益气养阴宁心；党参、白术、茯苓、薏苡仁益气健脾利水；珍珠母平肝潜阳，安神定惊；丹参、赤芍、郁金活血凉血，解郁宁心；黄连清心；炒酸枣仁安平血气，敛而能运，养肝宁心安神；山茱萸一则补肝肾、涩精气，二则收敛固肠止泻；鸡内金健胃消食，并能活血化瘀，化结石，消一切积滞；炙甘草益气养心，调和诸药。诸药配伍，有益气养心、安神定惊、温阳通痹的功效。

二诊时，患者畏寒、下肢浮肿，故加附子补火助阳、散寒除湿。附子辛温大热，其性善走，故为通行十二经纯阳之要药，外则达皮毛而除表寒，里则达下元而温痼冷，彻内彻外。如《张氏医通》所云："胸中为阳气所居之位，今胸中之阳，痹而不舒，其经脉所过，非缓即急，失其常度，总由阳气不运故也。用薏苡舒其经脉，附子复其胸中之阳，则大气一转，阴浊不留，胸际旷然若太空矣。"

三诊时诸症均改善，因口干、排便不畅，故加用当归、焦栀子、肉苁蓉养血活血，清心泻火，润肠通便；瓜蒌皮利气宽胸，其性滑利能助排便。

心悸

心律失常，包括室上性、室性、缓慢性和快速性等不同类型，中医称之为"心悸""怔忡"。心悸是一种常见的临床病证，指患者自觉心中急剧跳动、惊慌不安、不能自主，或脉见三五不调，常伴有气短、胸闷等症状的一种病证。心悸不完全等同于心律失常或器质性心脏病，如有室性期前收缩（室性早搏）、房性期前收缩（房性早搏）、心房颤动（房颤）等心律失常病史的患者不一定出现心悸，临床上心悸多是作为一种常见的症状出现。《伤寒六书》谓："心悸者，筑筑然动，怔忡不能自安。"《伤寒论》中称之为"心下悸""心中悸""惊悸""心动悸"，《内经》认为宗气外泄、心脉不通、突受惊恐、复感外邪可致心悸，虚证为气血阴阳亏虚、心失所养所致；实证以痰饮、瘀血、火热等扰动心神为主，临床上多虚实错杂。

验案一

吴某，男，85 岁，2019 年 12 月 23 日初诊。

患者完全性右束支传导阻滞伴室性早搏，胸前区疼痛时有发作，神疲、口干、心慌、胸闷、少寐，苔薄质红，脉结代。

中医诊断：心悸（心气亏虚，瘀血阻络）。

西医诊断：室性早搏。

治则： 益气养心，化瘀通络。

处方： 生黄芪20g，党参20g，麦冬15g，五味子5g，丹参20g，炒白术20g，炒枳壳10g，瓜蒌皮10g，薤白10g，桂枝10g，赤芍20g，制延胡索10g，苦参10g，炒黄连5g，淫羊藿15g，毛冬青20g，红景天10g，甘松20g。7剂，水煎服。

二诊（2019年12月30日）：胸痛明显改善，大便通畅，口不干，仍感乏力、心慌，苔薄，脉细、偶结代。拟用原法。

处方： 生黄芪20g，党参20g，麦冬15g，五味子5g，丹参20g，炒白术20g，炒枳壳10g，瓜蒌皮10g，薤白10g，桂枝10g，赤芍20g，制延胡索10g，苦参10g，炒黄连5g，淫羊藿15g，红景天10g，鸡内金10g。7剂，水煎服。

三诊（2020年1月6日）：乏力、心慌改善，少寐，有时胸痛彻背，苔薄，脉细。拟用原法。

处方： 生黄芪20g，党参20g，麦冬15g，五味子5g，丹参20g，瓜蒌皮10g，薤白10g，桂枝10g，赤芍20g，制延胡索10g，姜半夏10g，炒黄连5g，桃仁15g，红花5g，淫羊藿15g，红景天10g，芦根20g，炙甘草10g。7剂，水煎服。

四诊（2020年1月13日）：乏力、胸痛改善，睡眠好转，苔薄腻，脉细。拟用益气养心通络之法。

处方： 生黄芪20g，党参20g，麦冬15g，丹参20g，炒白术20g，炒枳壳10g，瓜蒌皮10g，薤白10g，桂枝10g，赤芍20g，制延胡索10g，甘松10g，淫羊藿15g，制黄精15g，毛冬青20g，生龙骨20g（先煎），炙甘草10g。7剂，水煎服。

五诊（2020年1月20日）：胸痛缓解，手指间瘙痒，苔薄，脉细。拟用益气养心、疏风通络之法。

处方： 蝉蜕5g，川牛膝15g，丹参20g，牡丹皮10g，赤芍

20g，党参 20g，麦冬 15g，五味子 5g，瓜蒌皮 10g，薤白 10g，制延胡索 10g，炒黄连 5g，紫草 10g，白鲜皮 10g，钩藤 15g（后下），地肤子 15g，川椒 3g，炙甘草 10g。7 剂，水煎服。

验案二

何某，女，72 岁，2020 年 12 月 3 日初诊。

患者频发性室早，乏力、口干、胸闷、心慌、少寐、排便不爽，苔薄，脉细、结代。

中医诊断：心悸（心气亏虚）。

西医诊断：频发性室性早搏。

治则：益气养心通络。

处方：生黄芪 20g，党参 20g，麦冬 15g，五味子 5g，丹参 20g，炒黄连 5g，珍珠母 20g（先煎），天花粉 10g，茯苓 15g，生薏苡仁 20g，薤白 10g，制黄精 15g，红景天 10g，炒白术 20g，炒枳壳 10g，郁金 10g，制香附 10g，甘松 10g，苦参 10g，炙甘草 10g。7 剂，水煎服。

二诊（2020 年 12 月 10 日）：心慌改善，睡眠好转，大便通畅，口干、脘胀，苔薄，脉细。拟用原法。

处方：生黄芪 20g，党参 20g，麦冬 15g，五味子 5g，丹参 20g，炒黄连 5g，珍珠母 20g（先煎），茯苓 15g，生薏苡仁 20g，制黄精 15g，红景天 10g，炒白术 20g，炒枳壳 10g，郁金 10g，制香附 10g，薤白 10g，合欢皮 10g，炙甘草 10g。7 剂，水煎服。

三诊（2020 年 12 月 17 日）：心慌、乏力改善，口干、腰酸，有时脘腹胀，苔薄，脉细。拟用原法。

处方：生黄芪 20g，党参 20g，麦冬 15g，五味子 5g，丹参 20g，炒黄连 5g，酒白芍 20g，炒白术 20g，炒枳壳 10g，珍珠母

20g（先煎），淫羊藿 15g，茯苓 15g，生薏苡仁 20g，郁金 10g，制黄精 15g，佛手 10g，炙甘草 10g。7 剂，水煎服。

【按语】

张老强调，心气虚损为心律失常的根本病机，心阴血不足导致心失所养而出现心律失常的多见，故治法常以益气养阴法为主。病案一以胸痛为主证，心气不足的同时血瘀更甚；病案二以心慌胸闷为主，心气亏虚但血瘀之象不显。以生黄芪、麦冬、五味子组成生脉散与红景天共同益心气，养心阴；丹参活血化瘀安神；炒白术、枳壳健脾益气；制黄精益气养阴滋肾；淫羊藿补益肾阳；甘草炙用以甘温益气，通经利脉，调和诸药；苦参的主要成分苦参碱、甘松中的缬草酮及黄连中的小檗碱，在药理上均有抗心律失常作用。

验案一中患者因瘀阻导致胸痛，故加瓜蒌皮、薤白、桂枝活血化瘀，宽胸散结；赤芍、桃仁、红花活血散瘀；制延胡索化瘀行气止痛；毛冬青清热解毒，活血通脉。验案二中患者心慌，故用珍珠母潜镇定惊。

验案一患者五诊后胸痛缓解，出现指间关节瘙痒，故予蝉蜕、川牛膝疏风抗过敏；牡丹皮、紫草凉血活血；白鲜皮、钩藤、地肤子、川椒燥湿祛风，杀虫止痒，寒温相配。《本草撮要》云钩藤"得紫草发斑疹"。

现代药理研究表明，钩藤的主要有效成分钩藤碱对心血管系统有降低血压、扩张血管、抗心律失常、抗动脉粥样硬化等作用。

水肿

水肿是体内水液潴留，泛滥肌肤，以头面、眼睑、四肢、腹背甚至全身浮肿为特征的一类病证。水肿病名出自《素问·水热穴论》，时称"水气"。《金匮要略》以表里上下为纲将水肿分为"风水""皮水""正水""石水""黄汗"5类，根据五脏发病机制及证候又分"心水""肝水""脾水""肺水""肾水"。《丹溪心法·水肿》分水肿为"阴水""阳水"两大类，指出"若遍身肿，烦渴，小便赤涩，大便闭，此属阳水"，"若遍身肿，不烦渴，大便溏，小便少，不赤涩，此属阴水"。水肿多由感受风邪、感染疮毒、水湿浸渍、饮食不节、禀赋不足、久病劳倦所导致，其基本病机为肺失通调、脾失转输、肾失开阖、三焦气化不利、水液潴留。《素问》中也提出"故其本在肾，其末在肺"，"诸湿肿满，皆属于脾"。故而治疗上，《素问·汤液醪醴论》指出"开鬼门、洁净府"等原则。《金匮要略·水气病脉证并治》提出治疗水肿有发汗和利尿两大原则："诸有水者，腰以下肿，当利小便，腰以上肿，当发汗乃愈。"

发汗、利尿、泻下逐水为治疗水肿的3条基本原则，具体应用视阴阳虚实不同而异，张老多从益气健脾利湿角度入手。

验案一

朱某，男，83岁，2019年12月2日初诊。

患者高血压伴心脏病，面目及下肢浮肿、心力衰竭、胸闷、乏力、气短、便溏、少寐，苔薄，脉沉细。

中医诊断：水肿（气虚水泛湿阻）。

西医诊断：心力衰竭。

治则：益气养心，利湿通络。

处方：生黄芪 20g，炒党参 20g，麦冬 15g，五味子 5g，丹参 20g，炒白术 20g，炒枳壳 10g，葶苈子 10g（包煎），桑白皮 15g，瓜蒌皮 10g，薤白 10g，桂枝 10g，甘松 10g，制黄精 15g，茯苓 20g，薏苡仁 20g，红景天 10g，酸枣仁 15g。7 剂，水煎服。

二诊（2019 年 12 月 9 日）：乏力稍改善，下肢、面目浮肿减轻，胃纳改善，胸闷、气闭，动则加剧，苔薄白，脉沉细。拟用原法。

处方：生黄芪 20g，炒党参 20g，麦冬 15g，五味子 5g，丹参 20g，炒白术 20g，炒枳壳 10g，瓜蒌皮 10g，薤白 10g，桂枝 10g，炒黄连 5g，甘松 10g，茯苓 15g，薏苡仁 20g，红景天 10g，制黄精 15g，巴戟天 15g，金樱子 20g。7 剂，水煎服。

三诊（2019 年 12 月 16 日）：面目浮肿已清，下肢浮肿改善，乏力好转，胸闷、气短、腰酸，睡眠一般，苔薄白，脉细。拟用原法。

处方：生黄芪 20g，炒党参 20g，丹参 20g，麦冬 15g，五味子 5g，炒白术 20g，炒枳壳 10g，甘松 10g，茯苓 15g，薏苡仁 20g，瓜蒌皮 10g，薤白 10g，桂枝 10g，炒黄连 5g，沉香曲 10g，制黄精 15g，淫羊藿 15g，巴戟天 10g。7 剂，水煎服。

四诊（2019 年 12 月 23 日）：下肢浮肿改善，胸闷、乏力好转，腰酸，苔薄，脉细。拟用原法。

处方：生黄芪 20g，炒党参 20g，麦冬 15g，五味子 5g，丹参 20g，炒白术 20g，炒枳壳 10g，茯苓 15g，薏苡仁 20g，瓜蒌皮 10g，薤白 10g，甘松 10g，制黄精 15g，巴戟天 15g，淫羊藿

15g，鸡内金 10g，仙鹤草 20g，炙甘草 10g。7 剂，水煎服。

【按语】

血不利则为水，水不利则为湿，湿不循常道，停滞于肌肤、经脉则成痰。邪之来犯，皆为正气不足。胸痹者，湿闭清阳道路也；大便溏而不爽，肺与大肠相表里也。肺主一身之气，气化则湿自化，即有兼邪，亦与之俱化。阴阳的生化源于水火既济，上下相召，一升一降，运行不息。其依赖中央脾胃，倘脾胃运化得宜，脾能治水，不论外湿还是内湿，均不会停滞伤人。所以，邪气能够侵袭人体，根本原因在于脾虚。

故施以黄芪、党参、麦冬、五味子益气养阴；红景天补气清肺活血，此治气。葶苈子、桑白皮泻肺平喘、利水消肿，此治水。丹参活血化瘀安神，此治血。炒白术、炒枳壳、茯苓、薏苡仁益气健脾利水；沉香曲味苦、香，性温，能理脾胃之气，消胀满，纳气归元；鸡内金健胃消积化瘀，此治脾。黄连清心；瓜蒌、薤白、宽胸散结；桂枝温阳通脉；制黄精、淫羊藿、巴戟天滋肾填精，此治阴阳。

验案二

周某，男，49 岁，2021 年 6 月 28 日初诊。

患者右臂水肿近 1 个月，伴手指麻木，口不干，经西医治疗无效，求治中医，苔薄，脉细。

中医诊断： 水肿（风湿阻络）。

西医诊断： 右上肢水肿。

治则： 益气利湿，祛风通络。

处方： 生黄芪 20g，防己 10g，党参 20g，麦冬 15g，土茯苓 20g，生薏苡仁 20g，炒枳壳 10g，炒白术 20g，桑白皮 10g，茯苓皮 10g，猪苓 10g，泽泻 10g，桂枝 10g，制黄精 10g，桔梗 10g，威灵仙 10g，川芎 10g。7 剂，水煎服。

二诊（2021 年 7 月 5 日）：手臂水肿明显改善，肢体麻木减轻，血沉正常，苔薄，脉细。拟用原法。

处方：生黄芪 20g，防己 10g，党参 20g，麦冬 10g，土茯苓 20g，生薏苡仁 20g，炒枳壳 10g，炒白术 10g，桑白皮 10g，茯苓 15g，猪苓 10g，泽泻 10g，桑枝 15g，豨莶草 20g，桔梗 10g，威灵仙 10g，川芎 10g，丹参 20g。7 剂，水煎服。

【按语】

引起单侧上肢水肿的原因较多，主要是局部细胞及组织间隙内体液平衡失调。这类水肿可出现在单侧，也可表现为双侧，上肢抬高或活动时可减轻。局部创伤、血管静脉回流障碍、淋巴回流受阻、毒素或某些治疗方法都可能造成单侧上肢水肿。肢体肌肉劳损、血液循环不良、颈椎劳损、周围神经受压迫等，也会导致出现这种情况。手臂肌肉气滞血瘀，经络不通，或血管渗透压降低，都可以出现手臂肿胀、刺痛、皮肤麻木等表现。肌肉组织的新陈代谢受到影响，也会产生局部肿胀，并且伴有发软、无力等情况。

此病可属中医"水肿"范畴，《景岳全书》曰："凡水肿等证，乃肺脾肾三脏相干之病。盖水为至阴，故其本在肾，水化于气，故其标在肺；水惟畏土，故其制在脾。今肺虚则气不化精而化水，脾虚则土不制水而反克，肾虚则水无所主而妄行。水不归经，则逆而上泛，故传入于脾而肌肉浮肿，传于肺则气急喘满。"

本案患者为风湿阻络证，风湿内侵，困遏脾阳，脾胃失其升清降浊之能，水无所制泛滥局部肌肤则可见右臂水肿；风湿入络，阻遏经络，郁于肌肉、筋骨，可见手指麻木。方用防己黄芪汤合五苓散加减。

防己黄芪汤出自《金匮要略》，功效为益气祛风、健脾利水，治疗表虚不固，外受风邪，水湿郁于肌表经络所致病证。本案组方时益气固表与祛风行水并用。方中防己祛风行水，黄芪益气固表，且能行水消肿，两药合用，祛风而不伤表，固表而不留邪；白术补气健脾祛湿，既助防己祛湿行水之功，又增黄芪益气固表之力；合五苓散利水渗湿，温阳化气；猪苓、茯苓、泽泻淡渗利湿；桂枝解表化气；党参、薏苡仁益气健脾利湿；桑白皮、茯苓皮利水消肿；威灵仙、川芎祛风通络；麦冬养阴，使得祛湿不伤阴；枳壳行滞消胀；桔梗宣肺通调水道、开肺气，有提壶揭盖之妙；土茯苓味甘、淡，性平，除湿解毒，通利关节，《本草正义》言其"利湿去热，能入络，搜剔湿热之蕴毒"。诸药合用，使肌表得固，脾气得健，风邪得除，水湿得运，则水肿自愈。

二诊水肿减轻，去制黄精、桂枝、茯苓皮加桑枝、豨莶草、丹参、茯苓以活血通利关节，止麻木，逐风湿。

噎膈

喉癌出现吞咽困难时可属中医"噎膈"范畴。噎膈原指由于食管干涩或食管、贲门狭窄所致，以咽下食物哽塞不顺，甚则食物不能下咽到胃、食入即吐为主要临床表现的一类病证。"噎"即噎塞，指吞咽食物时噎塞不顺；"膈"即格拒，指食管阻塞，食物不能下咽到胃，食入即吐。"噎"属"噎膈"之轻证，可以单独为病，亦可为膈的前驱表现，故临床统称为"噎膈"。关于其病机，历代医家多有论述，如《景岳全书·噎膈》载："噎膈一证，必以忧愁思虑，积劳、积郁，或酒色过度损伤而成。"《医学心悟·噎膈》指出："凡噎膈症，不出胃脘干槁四字。"《临证指南医案·噎膈反胃》提出噎膈病机为"脘管窄隘"。《本草纲目》提出咽部亦属噎病范畴："噎病在咽嗌，主于气，有痰有积。膈病在膈膜，主于血，有挟积，挟饮澼，挟瘀血及虫者。"本病常由慢性虚损耗伤正气，或中焦虚弱生化乏源，气血阴津不足，食道失于滋养，管道干涩所致。张老主张治疗宜补脾养胃，滋阴养血。

验案

许某，男，57岁，2018年2月1日初诊。

患者喉癌术后两月余，靠鼻管进食，咽喉痰堵、吞咽困难、口干而咸，苔薄白，脉细。

中医诊断： 噎膈（肺热伤津）。

西医诊断： 喉癌。

治则： 养肺化痰，清热利咽。

处方： 蝉蜕5g，炒僵蚕15g，南沙参15g，麦冬15g，炒白术20g，炒枳壳10g，陈皮5g，姜半夏10g，厚朴10g，猪苓15g，茯苓15g，生薏苡仁20g，猫爪草15g，海浮石20g（先煎），旋覆花10g（包煎），天花粉10g，三叶青6g，冬凌草20g，山慈菇6g，守宫3条。14剂，水煎服。

二诊（2018年2月14日）：咽喉痰堵症状已清，能去鼻管进食，干咳、口干而咸，苔薄，脉细。拟用原法。

处方： 蝉蜕5g，炒僵蚕15g，南沙参15g，麦冬15g，炒白术20g，炒枳壳10g，杭白菊10g，浙贝母10g，杏仁10g，猪苓15g，茯苓15g，生薏苡仁20g，猫爪草15g，海浮石20g（先煎），旋覆花10g（包煎），天花粉10g，三叶青6g，冬凌草20g，山慈菇 6g，守宫 3 条，骨碎补 20g。14 剂，水煎服。

【按语】

此案用僵蚕、蝉蜕化痰利咽开音；南沙参、麦冬、天花粉滋养肺胃之阴液；白术、枳壳健脾和胃；咽喉不利多为痰瘀气滞，予半夏、陈皮、厚朴理气降气化痰；旋覆花降气止呕，疏肝通络；茯苓、薏苡仁化湿健脾；海浮石、猫爪草软坚散结，化痰解毒；猪苓、三叶青、冬凌草、山慈菇、守宫清热解毒，散结抗肿瘤，张老将这 5 味药应用于多种肿瘤疾病，其具有抑制癌细胞生长或扩散、提高免疫的功能。二诊时阻塞症状改善，但新增干咳，故去温燥之半夏、厚朴、陈皮，加菊花清热疏风，浙贝母、杏仁止咳润肺。此方从滋润肺胃之阴、降顺肺胃之气、清热解毒散结等角度出发，祛除痰瘀气滞。

痞满

痞满是以胸脘痞塞满闷不舒，按之柔软，压之不痛，视之无胀大之形为主要临床特征的一种脾胃病证。本病按部位可划分为"胸痞""心下痞"等，心下即胃脘部，故心下痞又可称为"胃痞"。本病首见于《内经》，称为"痞""满""痞满""痞塞"，如《素问·异法方宜论》提到"脏寒生满病"，《素问·至真要大论》云："心胃生寒，胸膈不利，心痛痞满。"《伤寒论》提出了痞的基本概念，如"但满而不痛者为痞""心下痞，按之濡"，并指出该病病机是正虚邪陷，升降失调，拟定了寒热并用、辛开苦降的治疗大法，其所创诸泻心汤乃治痞满之祖方。痞满在西医学中可见于慢性胃炎、功能性消化不良、胃下垂、脂肪肝、慢性胆囊炎、慢性肠炎、肿瘤化疗后引起的消化道反应等疾病，这些疾病若以脘腹满闷不舒为主症时，可参考本病辨证论治。西医治疗方面，只有部分胃肠动力药可供选择，但对于老年患者，有些胃肠动力药应用后可导致腹泻、肠鸣等不良反应，故而中医药对痞满的治疗具备优势。

胃痞的病机有虚实之分，实即实邪内阻，包括外邪入里、饮食停滞、痰湿阻滞、肝郁气滞等；虚即中虚不运，责之脾胃虚弱。基本病机为脾胃功能失调，升降失司，胃气壅塞。张老认为治疗原则是调理脾胃，理气消痞。实者分别施以泻热、消食、化痰、理气，虚者则重在补益脾胃。对于虚实并见之候，治疗宜攻补兼施，补消并用。

验案一

吴某，女，52岁，2020年8月24日初诊。

患者慢性胃炎，HP（+），脘胀纳呆、消化欠佳，苔腻，脉濡。

中医诊断：痞满（肝郁脾湿）。

西医诊断：慢性胃炎伴幽门螺杆菌感染。

治则：化湿健脾，疏肝和胃。

处方：藿香10g，佩兰10g，生薏苡仁20g，炒白术20g，厚朴10g，党参20g，麦冬15g，炒枳壳10g，茯苓15g，炒扁豆20g，佛手10g，酒白芍20g，郁金10g，制香附10g，炒黄连5g，木香5g，甘松10g，蒲公英10g。7剂，水煎服。

【按语】

患者为中年女性，脾胃虚弱，化湿之功差，夏季暑湿为甚，暑湿困于脾，而致脘胀、纳呆、消化欠佳，治疗上以健脾利湿、调理气机为主。方中用藿香、佩兰和中化湿，亦祛暑气；党参、茯苓、炒白术、薏苡仁、炒扁豆益气健脾利湿，《千金方》中单用炒扁豆水煎服治暑湿吐泻；郁金、香附疏肝理气；酒白芍柔肝；炒黄连、蒲公英清热解毒，燥湿健胃，且治疗幽门螺杆菌效佳；厚朴、木香、佛手、炒枳壳理气宽中，燥湿和胃；甘松醒脾。

验案二

陈某，男，74 岁，2020 年 6 月 26 日初诊。

患者慢性萎缩性胃炎伴中度肠化，脘胀乏力、头昏腰酸、口干，大便通畅，苔薄，脉细。

中医诊断：痞满（土虚木乘，脾肾两虚）。

西医诊断：慢性萎缩性胃炎。

治则：益气健脾，滋肾和胃。

处方：生黄芪 20g，党参 20g，麦冬 10g，天麻 10g，炒白术 20g，炒枳壳 10g，佛手 10g，酒白芍 20g，茯苓 15g，薏苡仁 20g，鸡内金 10g，甘松 10g，蒲公英 10g，炒黄连 5g，枸杞子 10g，菊花 10g，川牛膝 15g，墨旱莲 20g，制黄精 15g。14 剂，水煎服。

二诊（2020 年 7 月 13 日）：脘胀改善，乏力、头昏，苔薄腻，脉细。拟用原法。

处方：生黄芪 20g，党参 20g，北沙参 15g，麦冬 15g，丹参 20g，炒白术 20g，炒枳壳 10g，茯苓 15g，薏苡仁 20g，佛手 10g，炒白芍 20g，炒黄连 5g，甘松 10g，墨旱莲 20g，天花粉 10g，木蝴蝶 5g，郁金 10g，制香附 10g。14 剂，水煎服。

三诊、四诊、五诊病症较前改善，拟用原方加减。

六诊（2020 年 9 月 21 日）：胃镜检查示慢性萎缩性胃炎伴轻

度肠化，胃脘不胀，嗳气、乏力、少寐，苔薄，脉细。拟用疏肝益气、健脾宁心之法。

处方：郁金 10g，制香附 10g，丹参 20g，北沙参 15g，麦冬 15g，炒白术 20g，炒枳壳 10g，茯苓 15g，薏苡仁 20g，佛手 10g，酒白芍 20g，蒲公英 10g，炒酸枣仁 15g，甘松 10g，鸡内金 10g，木蝴蝶 5g，制黄精 15g。14 剂，水煎服。

七诊（2020 年 10 月 12 日）：有时脘胀，乏力、口干，苔薄，脉细。拟用原法。

处方：生黄芪 20g，党参 20g，北沙参 15g，麦冬 15g，炒白术 20g，炒枳壳 10g，茯苓 15g，薏苡仁 20g，佛手 10g，炒白芍 20g，蒲公英 10g，甘松 10g，制女贞 15g，炒黄连 5g，木蝴蝶 5g，制黄精 15g。14 剂，水煎服。

【按语】

《脾胃论》云："夫脾胃虚弱，必上焦之气不足。"李东垣认为，脾胃虚弱必有肺气不足之象，依据是《素问•经脉别论》所载"饮入于胃，游溢精气，上输于脾，脾气散精，上归于肺"的论述。此案以脾气虚为主，精不上归于肺，故口干、乏力；肾气亏虚，故头昏、腰酸、尿频；肝气旺而脾胃受之，故脘胀，此乃土虚木乘、脾肾两虚之象。方中黄芪、党参、炒白术、茯苓、薏苡仁益气健脾利湿；鸡内金健胃消食；甘松健胃醒脾；蒲公英、炒黄连健胃清热；枸杞子、菊花、川牛膝、墨旱莲、黄精滋肾；北沙参、麦冬养胃阴，以扶脾土；佛手、炒枳壳、木蝴蝶、郁金、香附、芍药疏肝柔肝，以抑肝木。本案几诊扶土抑木贯穿始终，并根据症状减轻逐渐减之。

胃痛

胃痛之名的最早论述见于《内经》，且书中首提胃痛的发生与肝、脾有关。《灵枢·邪气脏腑病形》指出："胃病者，腹䐜胀，胃脘当心而痛。"《素问·六元正纪大论》谓："木郁之发，民病胃脘当心而痛，上支两胁，膈咽不痛，食饮不下。"而唐宋以前多称胃脘痛为"胃心痛"，《外台秘要·心痛方》云："足阳明为胃之经，气虚逆乘心而痛，其状腹胀归于心而痛甚，谓之胃心痛也。"《医学正传》提出："古方九种心痛……详其所由，皆在胃脘，而实不在于心也。"李东垣在《兰室秘藏》中首立"胃脘痛"一门，将胃痛作为独立的病证。胃痛多由寒热湿邪犯胃、饮食伤胃、情志不畅、肝气犯胃、禀赋不足、久病体虚或药物损害导致。胃痛的基本病机为胃气郁滞，胃失和降，不通则痛；或胃失濡养，不荣则痛。"气在上者涌之，清气在下者提之，寒者温之，热者寒之，虚者培之，实者泻之，结者散之，留者行之。"治疗上以理气和胃止痛为原则，根据不同证候采取相应治法，胃寒者散寒即通，食停者消食即通，气滞者理气即通，热郁者泄热即通，血瘀者化瘀即通，阴虚者益胃养阴即通，阳虚者温运脾阳即通。张老认为，治疗胃痛旨在疏通气机，恢复胃腑和顺通降之性，通则不痛。

验案

郑某，女，49 岁，2020 年 6 月 15 日初诊。

患者脘寒隐痛，流涎、恶心、便溏、神疲乏力、耳鸣、潮热，苔薄腻，脉细。

中医诊断：胃痛（脾胃虚寒）。

西医诊断：慢性胃炎。

治则：益气健脾，温阳止痛。

处方：炙黄芪 20g，炒党参 20g，麦冬 15g，五味子 5g，制香附 10g，高良姜 10g，豆蔻 5g（后下），炒白术 20g，炒枳壳 10g，茯苓 15g，生薏苡仁 20g，炒白芍 20g，甘松 10g，石菖蒲 10g，炙甘草 10g，淫羊藿 15g，吴茱萸 3g，桂枝 10g。7 剂，水煎服。

二诊（2020 年 6 月 22 日）：脘寒流涎改善，便溏好转，恶心已清，乏力、耳鸣、脑髓空虚感、肩周不适，苔薄腻，脉细。拟用原法。

处方：炙黄芪 20g，炒党参 20g，麦冬 15g，五味子 5g，制香附 10g，高良姜 10g，豆蔻 5g（后下），炒白术 20g，炒枳壳 10g，茯苓 15g，生薏苡仁 20g，炒白芍 20g，甘松 10g，石菖蒲 10g，炙甘草 10g，淫羊藿 15g，姜黄 10g，制何首乌 15g。7 剂，水煎服。

三诊（2020 年 7 月 23 日）：胃纳可，大便基本成形，口不干，有时脘胀，痰多，苔白，脉细。拟用燥湿健脾、行气和胃之法。

处方：姜半夏 10g，厚朴 10g，制香附 10g，高良姜 10g，炒黄连 5g，炒白芍 20g，砂仁 5g（后下），炒白术 20g，炒枳壳 10g，茯苓 15g，生薏苡仁 20g，炒扁豆 20g，仙鹤草 20g，木香 5g，佛手 10g，麦冬 15g，五味子 5g，炙甘草 10g。7 剂，水煎服。

【按语】

此病多系患者素体脾阳不振，或过服寒凉之品损伤脾阳，或久病肾阳不足，脏腑虚寒，失于温煦而致脘痛，阳虚久病及阴。张老以吴茱萸汤合生脉散为主方加减，方中炙黄芪、炙甘草、党参、麦冬、五味子益气养阴；制香附、高良姜散寒止痛，温中止呕；豆蔻温中止呕，燥湿行气；炒枳壳、炒白术、茯苓、薏苡仁、健脾利湿，行气宽中；石菖蒲开窍豁痰，化湿和胃；甘松行气止痛，开郁醒脾；淫羊藿温脾肾之阳，同时该药能调节激素水平改善潮热；吴茱萸、桂枝散寒温通，助阳止泻；炒白芍养血柔肝。

二诊时自觉脑髓空虚、肩周不适，故去吴茱萸、桂枝，加制何首乌补肝肾、益精血，姜黄破血行气、通经止痛。

三诊时患者痰多，故加入姜半夏、厚朴成半夏厚朴汤以燥湿化痰行气；反佐炒黄连清热燥湿，泻火解毒；仙鹤草扶正补虚；佛手、木香燥湿化痰，行气健脾消食；扁豆健脾化湿和中。张老认为豆蔻温中散寒止痛力强于砂仁，故胃寒改善后去豆蔻，改用稍缓和之砂仁醒脾化湿、理气开胃。

呃逆

呃逆以气逆上冲，喉间呃呃连声，声短而频，令人不能自制为主要症状。因属胃气上逆而呃呃有声，故称呃逆。主要病机为胃气上逆动膈。呃逆古称"哕"，又称"哕逆"。可由于饮食不当、恼怒抑郁、正气亏虚、大病久病、感受外邪、燥热内结等各种病因引起。呃逆频繁或持续24小时以上，称为难治性呃逆。临床应当与嗳气相鉴别，嗳气俗称"打饱嗝"，是胃中气体上出咽喉所发出的声响，其声长而缓，古代称为"噫气"，多见于饱食之后，亦属胃气失和而上逆的一种表现。

《内经》首先提出本病病位在胃，病机为气逆，与寒气有关。《素问·宣明五气》谓："胃为气逆为哕。"《灵枢·口问》谓："哕者，谷入于胃，胃气上注于肺，故寒气与新谷气俱入于胃，新故相乱，真邪相攻，气并相逆，复出于胃，故为哕。"并提出了预后及简易疗法。《灵枢·杂病》谓："哕，以草刺鼻，嚏，嚏而已；无息而疾迎引之，立已；大惊之，亦可已。"《金匮要略·呕吐哕下利病脉证治》将其分为寒、虚热、实三证论治，张老多在寒热虚实辨证基础上结合降逆和胃止呃治疗。

验案

金某，男，60 岁，2019 年 11 月 5 日初诊。

患者胰腺低分化腺癌术后半年，目前处于化疗康复期，呃逆频作、纳呆、乏力、欲吐、口干，苔薄腻，脉细。

中医诊断：呃逆（胃气上逆）。

西医诊断：膈肌痉挛。

治则：益气养胃，降逆止呃。

处方：北沙参 15g，麦冬 15g，丹参 20g，丁香 3g，柿蒂 10g，姜竹茹 12g，旋覆花 10g（包煎），炒黄连 5g，厚朴 10g，党参 20g，炒白术 20g，茯苓 15g，生薏苡仁 20g，炒枳壳 10g，鸡内金 10g，佛手 10g，酒白芍 20g，三叶青 6g，生甘草 5g。7 剂，水煎服。

患者服 1 剂呃逆症状减轻，服 7 剂后完全缓解。

【按语】

本病患者系大病术后正气未复，中气耗伤，损及胃阴，导致胃失和降，气逆动膈，发生呃逆。张老采用和胃降逆止呕为治法，以丁香柿蒂散为主方。方中北沙参、麦冬益胃生津，养阴清肺，化痰益气；丁香、柿蒂、旋覆花、姜竹茹降逆止呕，止呃；厚朴燥湿消痰，下气除满；佛手疏肝解郁，理气和胃，燥湿化痰；丹参活血祛瘀；炒黄连清心胃之火；党参、茯苓、薏苡仁、炒白术、炒枳壳利水渗湿，补气健脾，行气宽中，巩固中土；鸡内金健脾消食，化坚散结；酒白芍柔肝养血，敛阴止痛；三叶青清热解毒，抗肿瘤；甘草补脾益气，调和诸药。

口 臭

口臭指口内呼出秽浊臭气，又名"腥臭""臭息""口中胶臭""口气秽恶"等。《诸病源候论·口臭候》云："口臭，由五脏六腑不调，气上胸膈。"西医学认为，口臭气味的来源是挥发性硫化物，主要为硫化氢、甲基硫醇和二甲基硫化物，由口腔内的细菌在代谢过程中分解产生，从而形成口臭。

历代文献对口臭的病因病机有不同的阐述。《儒门事亲》曰："肺金本主腥，金为火所炼，火主焦臭，故如是也。"《圣济总录》曰："口者，脾之候，心脾感热蕴积于胃。变为腐糟之气，腐聚不散，随气上出熏发于口，故令臭也。"《医法圆通》曰："按口臭一证，有胃火旺极而致者，有阴盛而真精之气发泄者。因胃火旺而致者，其人必烦躁，恶热，饮冷不休。"《仁斋直指方》曰："口臭一证，乃热气蕴积胸膈之间，挟热而冲发于口也。"可见口臭的病因病机多样，但口臭病位主要在脾胃，与心、肝、肺、肾也有密切的关系。口臭大致可按寒热虚实辨证，其中热证、实证多见，虚证、寒证少见。热证多见于脾胃蕴热、心脾积热、肺热壅盛、骨虚热、劳郁，寒证多见于中焦虚寒、肾阳虚损。《杂病源流犀烛》里记录了分证治疗方药："虚火郁热，蕴于胸胃之间，则口臭，宜加减甘露饮；或心劳味厚之人，亦口臭，宜加减泻白散；或肺为火烁亦口臭，宜消风散、加减泻白散；或吐脓血如肺痈状而口臭，他方不应，宜升麻黄连丸。"

张老认为，口臭虽然与众多因素有关，其病机主要是脏腑功能失调而致浊气产生，责之于脾胃不能运化，郁而化热。

验案

陶某，男，9岁，2020年8月10日初诊。

患者口臭，胃纳少、排便不畅，苔薄腻，脉细。

中医诊断：口臭（脾胃湿热）。

西医诊断：功能性消化不良。

治则：益气健脾，清热化湿。

处方：太子参10g，麦冬10g，炒黄连3g，蒲公英10g，生白术10g，知母6g，炒枳壳6g，茯苓10g，生薏苡仁10g，炒麦芽10g，炒谷芽10g，鸡内金10g，佩兰5g，广木香3g，川牛膝8g，生甘草3g。7剂，水煎服。

二诊（2020年8月17日）：口臭改善，大便基本通畅。拟用原法。

处方：太子参10g，麦冬10g，炒黄连3g，蒲公英10g，生白术10g，炒枳壳6g，当归6g，焦栀子8g，炒扁豆10g，鸡内金10g，佩兰8g，木香3g，川牛膝8g，生甘草3g。7剂，水煎服。

三诊（2020年8月27日）：口臭改善，干咳、少痰、口不干，胃纳可，排便不畅，舌尖红、苔薄，脉细。拟用益气健脾、养肺清火之法。

处方：南沙参10g，麦冬10g，太子参10g，炒黄芩8g，桑白皮15g，浙贝母8g，炙款冬花8g，蒲公英10g，焦栀子8g，当归6g，知母8g，生白术10g，茯苓12g，生薏苡仁15g，鸡内金10g，炒枳壳6g，天花粉8g，生甘草3g。7剂，水煎服。

四诊（2020 年 9 月 3 日）：咳嗽已清，口臭改善，排便不畅，苔薄黄，脉细。拟用养胃、清火润燥之法。

处方： 北沙参 10g，麦冬 10g，太子参 10g，焦栀子 8g，炒黄连 3g，蒲公英 10g，当归 6g，知母 8g，生白术 10g，茯苓 12g，生薏苡仁 15g，炒枳壳 6g，鸡内金 10g，天花粉 8g，生甘草 3g。7 剂，水煎服。

【按语】

此案以健脾清火法为主。患者小儿，脾气虚弱，食积不化，腑气不通，积而生热，上冲于口，故有口臭，并伴胃纳少、排便不畅。因此，用茯苓、生薏苡仁、生白术、炒枳壳健脾补气；而太子参、茯苓、白术、甘草合用又有四君子汤之意，其中白术生用通便效佳，太子参性凉，气阴并补；麦冬、知母养阴生津，麦冬入肺，知母气寒，亦可清火，此两者清火同时能增液通便；炒麦芽、炒谷芽、生鸡内金健胃消食；蒲公英清热解毒健胃；佩兰和中化湿；川牛膝补肝肾，同时引火下行；广木香、炒枳壳理气；黄连清火，亦能防木香行气太过。《雷公炮制药性解》介绍木香时提到："东垣以黄连制之，盖行气过于通畅，不无走泄之患耳。"

二诊时小儿排便基本通畅，口臭好转，故去炒麦芽、炒谷芽，加当归、栀子润肠清火通便。扁豆乃五谷中最纯之味，气味凉薄，能和中下气、调和脾胃、通利三焦、化清降浊、消暑除湿。本品补脾不腻，化湿不燥，能调养正气而无饱闷之弊，小儿用之最宜。

三诊时小儿不慎外感致干咳、少痰，故加南沙参、麦冬养阴润肺，炒黄芩、桑白皮清热泻肺，浙贝母、炙款冬花止咳润肺，焦栀子、蒲公英清热，知母、天花粉清热养阴，当归及生白术、知母、焦栀子均助通便。咳嗽清后仍以清胃火、养胃阴、健脾土、通腑气为治。

脾胃系病证之病位在脾胃，或胃痛，或泄泻，或痞，或呕吐，多因饮食不节、脾胃虚弱或情志失调而致中焦脾胃气机升降失调，见饮食停滞、肝气犯胃、痰饮停滞、脾胃气虚等证。脾为太阴湿土之脏，喜温燥而恶寒湿，得阳气温煦则运化健旺；胃有喜润恶燥之特性，胃不仅需要阳气的蒸化，更需要阴液的濡润，胃中阴液充足，有助于腐熟水谷和通降胃气。治疗以理气调中为本，或益气健脾，或疏肝健脾，或燥湿健脾，或消食化积。

张老治疗脾胃病常用基本方：党参、炒白术、茯苓、生薏苡仁、炒枳壳、佛手、酒白芍、木香、炒黄连、鸡内金、甘松、北沙参、麦冬、蒲公英、丹参。且张老在治疗脾胃病时强调女性疏肝，男性养胃。

方中党参、白术、茯苓、薏苡仁益气健脾；必佐炒枳壳、木香等理气行气之品，与大量益气健脾药配伍，复中焦运化之职，防大量补益药滋腻碍胃，使补而不滞，又调脾胃气机，使运化有力；北沙参、麦冬养胃阴；佛手、白芍疏肝柔肝；鸡内金健胃消积；丹参活血祛瘀宁心；炒黄连清心胃火；蒲公英清热解毒；甘松性甘温，温而不热，甘而不滞，其气芳香，入心、脾二经，能开脾郁行气止痛。《本草纲目》云："甘松芳香，能开脾郁，少加入脾胃药中，甚醒脾气。"《本草汇言》云："醒脾畅胃之药也。《开宝》方主心腹卒痛，散满下气，皆取温香行散之意。其气芳香，入脾胃药中，大有扶脾顺气、开胃消食之功。"药理上甘松有中枢镇静作用，而脾胃病患者又多有睡眠障碍，故张老治脾胃病多加甘松。

临床若见神疲乏力、便溏、消化欠佳，为脾气亏虚、运化失职之象，口干少寐脉细又为心阴亏虚，辨为心脾气阴两虚，多用归脾汤合生脉散加减；肝气犯胃加郁金、醋香附；纳呆加炒谷芽、炒麦芽开胃；口干多加天花粉，甚者加乌梅生津止渴；睡眠障碍者加五味子、酸枣仁、合欢皮、首乌藤等宁心安神；泛酸加海螵蛸制酸；湿重加藿香、佩兰、厚朴、草果等；温脾多用高良姜、淫羊藿。

《景岳全书》曰："脾胃有病，自宜治脾。然脾为土脏，灌溉四旁，是以五脏中皆有脾气，而脾胃中亦有五脏之气，此其互为相使，有可分而不可分者在焉。故善治脾者，能调五脏，即所以治脾胃也，能治脾胃，而使食进胃强，即所以安五脏也。"

因此，论治脾胃病不仅要从脾胃本身出发，还需调和其他脏腑。

鼓胀

鼓胀系指肝病日久，肝脾肾功能失调，气滞、血瘀、水停于腹中所导致的一种病证，以腹胀大如鼓、皮色苍黄、脉络暴露为主要临床表现。本病在古医籍中又称"单腹胀""臌""蜘蛛蛊"等。

鼓胀病名首见于《素问·腹中论》，云："帝曰：有病心腹满，旦食则不能暮食，此为何病？岐伯曰：名为鼓胀。"《灵枢·水胀》记载其症状："腹胀，身皆大，大与肤胀等也，色苍黄，腹筋起，此其候也。"认为其病机是"饮食不节"，"气聚于腹"，并提出"治之以鸡矢醴"的治法。《金匮要略·水气病脉证并治》所论述的"石水""肝水"等与本病相似，如"肝水者，其腹大，不能自转侧，胁下腹痛"。病因多为酒食不节、情志刺激、虫毒感染、他病续发（如黄疸久治不愈）。《医宗必读·水肿胀满》中说："在病名有鼓胀与蛊胀之殊。鼓胀者，中空无物，腹皮绷急，多病于气也。蛊胀者，中实有物，腹形充大，非虫即血也。"《医学入门》云："治胀必补中行湿，兼以消积，更断盐酱、音乐、妄想，不责速效，乃可万全。"《医门法律》认为"胀病亦不外水裹、气结、血瘀"是鼓胀的病机。中医学认为，鼓胀的基本病机为肝脾肾功能失调，气滞、血瘀、水停于腹中。故张老在治疗上多攻补兼施，补虚不忘实，泻实不忘虚。标实为主者，根据气、血、水的偏盛，用行气、活血、祛湿利水之法，并配以疏肝健脾。本虚为主者，侧重扶正补虚，采用温补脾肾或滋养肝肾法，同时配合行气活血利水。

验案

赵某，男，82岁，2019年12月5日初诊。

患者酒精性肝硬化，腹胀，脾肿大，腹水（+），尿少，排便不畅，苔薄，脉细。

中医诊断：鼓胀（肝脾血瘀）。

西医诊断：酒精性肝硬化失代偿期。

治则：益气养肝，健脾利湿。

处方：生黄芪20g，制女贞15g，党参20g，麦冬15g，丹参20g，当归10g，焦栀子10g，生白术20g，炒枳壳10g，生薏苡仁20g，猪苓10g，茯苓10g，泽泻15g，白茅根20g，大腹皮10g，半边莲20g，水红花子15g，紫菀20g，半枝莲20g。7剂，水煎服。

二诊（2019年12月12日）：腹胀改善，尿量较前增多，大便基本通畅，苔薄，脉细。拟用原法。

处方：生黄芪20g，制女贞15g，丹参20g，党参20g，麦冬

15g，当归 10g，焦栀子 10g，生白术 20g，炒枳壳 10g，生薏苡仁 20g，猪苓 10g，茯苓 10g，泽泻 15g，白茅根 20g，桑白皮 15g，虎杖 15g，水红花子 15g，紫菀 10g，半枝莲 20g。7 剂，水煎服。

【按语】

《金匮要略》云："见肝之病，知肝传脾，当先实脾。"因此，张锡纯总结治肝病应遵循"欲治肝者，原当升脾降胃，培养中宫"。本案为木旺伐土，脾失健运，水湿泛滥致腹水，必须注重健脾利水，故方中用党参、生薏苡仁、炒白术、茯苓益气健脾；肝主条达，气机宜条达不宜郁滞，故用炒枳壳理气宽中，行滞消胀；丹参活血化瘀；水红花子健脾利湿，消瘀破积；女贞子养肝滋肾；猪苓利水，能消腹水；半枝莲苦寒、半边莲甘寒，均能清热解毒，利尿消肿；半枝莲合丹参、水红花子加强化瘀力量；大腹皮下气宽中，利水消肿；白茅根甘寒，清热凉血利尿；麦冬滋养阴液；当归、生白术、栀子通便；大剂量紫菀能通便，《雷公炮制药性解》记载紫菀"入肺，散结滞之气"，乃提壶揭盖之意。二诊时，患者腹胀已清，减大腹皮、半边莲，防利水太过，换为利湿泄水能力较缓的桑白皮、虎杖。

胁满

胁肋部胀满之病，又叫"胁下满""胁满"。《医方考·胁痛门》谓："胁者，肝胆之区也。"肝胆经脉布于两胁，故称为"胁"。《医宗金鉴·卷八十九》明确指出："其两侧自腋而下，至肋骨之尽处，统名曰胁。"《灵枢·胀论》云："肝胀者，胁下满而痛引少腹。"胁痛病位主要在肝胆，由气滞痰凝致肝经气血不利，或邪入少阳而发。肝气郁结，滞于胁肋，可致胁满。《伤寒明理论》提出和解治法："大抵胸胁满，以邪气初入里，未停留为实，气郁结而不行，致生满也，和解斯可矣。"张老认为，治疗胁满应着眼于肝胆，分虚实而治。实证肝胆疏泄不利，不通则满胀，宜疏肝理气、活血通络、清热祛湿；虚证肝阴不足，络脉失养，不荣则满胀，宜滋阴养血柔肝。

验案一

叶某，女，68岁，2021年7月5日初诊。

患者患慢性肝病，胁部不适、乏力、口干、腿酸、少寐、便溏，苔薄腻，脉细。

中医诊断： 胁满（肝郁气滞，脾肾两虚）。

西医诊断： 慢性乙型病毒性肝炎。

治则： 益气养肝，健脾宁心。

处方： 生黄芪20g，制女贞15g，丹参20g，炒党参20g，麦冬15g，五味子5g，炒白术20g，炒枳壳10g，茯苓15g，生薏苡仁20g，酒白芍20g，炒酸枣仁15g，地耳草20g，香茶菜20g，红景天10g，川续断15g，制黄精15g，生甘草5g。7剂，水煎服。

二诊（2021年7月12日）：便溏改善，乏力、口干、胁胀、腰酸腿软，苔薄腻，脉细。拟用原法。

处方： 生黄芪20g，制女贞15g，丹参20g，炒党参20g，麦冬15g，五味子5g，炒白术20g，炒枳壳10g，茯苓15g，生薏苡仁20g，酒白芍20g，木瓜10g，佛手10g，川牛膝15g，香茶菜15g，红景天10g，川续断15g，制黄精15g，生甘草5g。7剂，水煎服。

【按语】

《内外伤辨惑论》言生脉饮："圣人立法，夏月宜补者，补天真元气。非补热火也，夏食寒是也。故以人参之甘补气，麦门冬之苦寒泄热，补水之源，五味子之酸，清肃燥金，名曰生脉散。孙真人云：五月常服五味子，以补五脏之气，亦此意也。"患者感乏力、口干、脉细，气阴两虚之象明显，取生脉散益气养阴，党参、麦冬、五味子一补一清一敛，为清补之方，加黄芪、红景天、四君健脾益气扶正。《本草纲目》与《神农本草经》均将红景天列为上品，服之可轻身益气，且无毒，久服不伤人。方中白芍养肝平肝；少寐加酸枣仁、丹参宁心安神活血；患者腿酸便溏，脾肾亏虚，加川续断、黄精、女贞子补益肝肾。《玉楸药解》记载女贞子："味苦，气平，入少阴肾、足厥阴肝经。强筋健骨，秘精壮阳，补益精血，长养精神。"女贞子、香茶菜、地耳草（田基黄）为张老治疗肝功能损伤的小验方。香茶菜、地耳草性凉，归肝经，能清热解毒，利湿消肿，活血散瘀。

验案二

张某，男，44岁，2021年6月7日初诊。

患者乙肝"小三阳"伴甲状腺结节（4A类），癌胚抗原（CEA）轻度增高（9个单位），神疲乏力、胁部不适、口干、脘胀、腰酸、少寐，苔薄，脉细。

中医诊断：胁满（肝肾阴虚，痰瘀互结）。

西医诊断：①慢性乙型病毒性肝炎；②甲状腺结节。

治则：益气养阴，滋肾散结。

处方：生黄芪20g，制女贞15g，丹参20g，天花粉10g，党参20g，麦冬15g，五味子5g，炒白术20g，茯苓15g，生薏苡仁20g，炒枳壳 10g，佛手 10g，酒白芍 20g，香茶菜 20g，炒酸枣仁 15g，夏枯草 10g，生牡蛎 20g（先煎），半枝莲 20g，川续断 15g，淫羊藿 15g。7 剂，水煎服。

【按语】

两侧颈部为肝经循行部位，多由于情志失畅、肝郁气结，导致脾失健运、痰阻气结、痰瘀互结，或郁而化火，交结于颈部凝结成块，发为甲状腺结节，归为瘿病一类。患者郁久化热伤阴，肝肾不足而肾精匮乏，故腰酸、神疲乏力、口干；水火不济，心神不安而少寐；脾受肝伐，生脘胀。此案例注重疏肝健脾、柔肝散结、养肝滋肾，用佛手疏肝，酒白芍柔肝，生牡蛎、夏枯草散结，香茶菜、半枝莲清热解毒，诸药护肝养肝提高免疫力以防恶变。黄芪、制女贞、淫羊藿、五味子、麦冬、川续断益气养阴滋肾，天花粉生津止渴，炒酸枣仁安神助眠。

胆胀

胆囊炎与胆石症属于中医学"胆胀"范畴。胆胀是指胆腑气郁，胆失通降所引起的以右胁胀痛为主要临床表现的一种疾病。胆胀病始见于《内经》，《灵枢·胀论》载："胆胀者，胁下痛胀，口中苦，善太息。"《医醇賸义·胀》载："胆气血皆少，为清静之腑，寒气干之，故胁痛口苦；气郁不舒，故善太息也，当轻扬和解。"胆胀看似局部疾病，实际上应该说是一种整体病理状态下的局部病变。病因分为内因（正气虚）与外因（邪气实）两个方面，内因方面一是性格过度压抑或过度暴躁，加上饮食偏嗜，多食油腻厚味及社会压力等外因的作用，就容易导致肝脏疏泄失常累及胆腑，外郁蕴热而成胆胀。张老认为，胆汁郁滞是形成结石的主要原因，治疗宜疏肝利胆、和降通腑，另须调养心神，保持恬静愉快的心理状态和清淡的饮食。

验案一

陆某，男，55 岁，2020 年 8 月 10 日初诊。

患者胆囊结石，肝囊肿，胁胀、口干而苦，大便通畅，苔薄腻，脉细。

中医诊断：胆胀（胆腑热郁）。

西医诊断：胆石症。

治则：疏肝益气，清热排石。

处方：郁金 10g，制香附 10g，柴胡 5g，炒黄芩 10g，酒白芍 20g，炒枳壳 10g，川楝子 10g，生鸡内金 10g，金钱草 20g，海金沙 10g（包煎），丹参 20g，茯苓 15g，生薏苡仁 20g，炒白术 20g，佛手 10g，党参 20g，麦冬 15g，生甘草 5g。7 剂，水煎服。

二诊（2020 年 8 月 17 日）：胁胀、口干改善，仍口苦，苔薄腻，脉细。拟用原法。

处方：郁金 10g，制香附 10g，柴胡 5g，生鸡内金 10g，金钱草 20g，海金沙 10g（包煎），丹参 20g，炒黄连 5g，茯苓 15g，生薏苡仁 20g，炒白术 20g，炒白芍 20g，炒枳壳 10g，佛手 10g，木香 5g，党参 20g，麦冬 15g，生甘草 5g。7 剂，水煎服。

【按语】

本证患者系情志不遂、饮食失节，致肝胆气机不畅，肝失疏泄，郁久化热，湿热蕴蒸于肝胆，湿热浊毒与胆汁互结，日久而成砂石，阻塞胆道而发病。选用三金排石汤合大柴胡汤加减。方中郁金行气解郁，凉血止痛；香附疏肝解郁，行气宽中；柴胡疏肝理气，疏解少阳之邪；黄芩疏肝清热，清泄少阳郁热，与柴胡相伍，和解清热，以解少阳之邪；佛手、枳壳、木香、川楝子疏肝理气止痛；白芍柔肝止痛；党参、白术、茯苓、薏苡仁健脾利水渗湿；金钱草、鸡内金、海金沙清热利湿，通淋排石；麦冬养阴益胃生津；丹参活血祛瘀；甘草甘缓和中，合白芍缓急止痛。二诊患者胁胀、口干改善，黄芩改黄连以清胃火。

验案二

韩某松，男，38 岁，2020 年 7 月 6 日初诊。

患者 B 超检查示胆囊息肉 10mm，高血脂，有时胁胀，口苦，便溏，苔薄腻，脉细。

中医诊断：胆胀（肝胆郁热）。

西医诊断：胆囊息肉。

治则：疏肝健脾，清火降脂。

处方：郁金 10g，制香附 10g，片姜黄 10g，茵陈 20g，丹参 20g，土茯苓 20g，炒党参 20g，炒枳壳 10g，炒白术 20g，酒白芍 20g，炒黄连 5g，麦冬 15g，猫爪草 15g，夏枯草 10g，三叶青 6g，决明子 15g，生山楂 10g，甘草 5g。7 剂，水煎服。

二诊（2020 年 7 月 13 日）：胁胀缓解，口苦改善，口不干，便溏，苔薄，脉细。拟用原法。

处方：郁金 10g，制香附 10g，片姜黄 10g，茵陈 20g，桂枝 10g，炒党参 20g，茯苓 15g，生薏苡仁 20g，炒白术 20g，炒枳壳 10g，炒黄连 5g，猫爪草 15g，夏枯草 10g，三叶青 6g，决明子 15g，生山楂 10g，生甘草 5g。7 剂，水煎服。

【按语】

足厥阴肝经分布胁肋部，肝郁气滞则见胁胀；肝盛伐土，脾土虚弱则便溏；口苦在《内经》中多有论述："胆病者，善太息，口苦。""肝气热则胆泄，口苦。""胆液泄则口苦，胃气逆则呕苦。""帝曰：有病口苦，取阳陵泉，口苦者病名为何？何以得之？岐伯曰：病名曰胆瘅。夫肝者中之将也，取决于胆，咽为之使。此人者，数谋虑不决，故胆虚气上溢，而口为之苦。"《景岳全书·口舌》则云："盖凡以思虑劳倦，色欲过度者，多有口苦舌燥，饮食无味之证。此其咎不在心脾，则在肝肾，心脾虚则肝胆邪溢为苦。"胆汁味苦，今肝胆有病，气机不畅，以致胆汁泛溢，故口苦。此外，肝升胆降以辅佐脾胃的升降，若胆汁排泄逆反，可使胃气不和郁而化热，故本病在肝胆，而又与脾胃密切相关。张老用郁金、香附疏肝理气，加片姜黄、茵陈，此四味为主药清肝利胆，化瘀利湿；酒白芍柔肝；麦冬养阴；炒黄连清火；土茯苓解毒利湿；炒党参、炒白术、生薏苡仁、枳壳健脾益气利湿；丹参活血化瘀；猫爪草、夏枯草清肝散结，消息肉；决明子、山楂降脂；三叶青清热解毒抗癌阻断恶变；甘草调和诸药。

二诊中用桂枝温阳化气，能缓和夏枯草的寒性及决明子的缓泻。

泄泻

本病最早记载于《内经》，《素问·气交变大论》中有"鹜溏""飧泄""注下"等病名。张仲景在《金匮要略》中将"泄泻"与"痢疾"统称为"下利"，《诸病源候论》明确将"泄泻"与"痢疾"分述之，宋代以后才统称为"泄泻"。本病多由感受寒热暑湿之邪、饮食所伤、情志失调、劳倦伤脾、禀赋不足、久病体虚导致。中医学认为，泄泻的基本病机为脾虚湿盛，肠道清浊不分，传化失司。《景岳全书·泄泻》指出分利之法是治疗泄泻的原则，提出"以利水为上策"。《医宗必读》提出"治泻九法"，分别是淡渗、升提、清凉、疏利、甘缓、酸收、燥脾、温肾、固涩。故而现代中医学认为，急性泄泻多以湿盛为主，重在化湿，佐以分利小便，再根据寒热不同，分别采取温化寒湿与清化湿热，夹有表邪者佐以疏解，夹有暑邪者佐以清暑，兼有伤食者佐以消导；久泻以脾虚为主，重在健脾，肝气乘脾者抑肝扶脾，肾阳虚衰者温肾健脾，中气下陷者升提，久泻不止者固涩。暴泻不可骤用补涩，以免"关门留寇"；久泻不可分利太过，以防"劫其阴液"。

验案一

王某，女，66岁，2020年7月6日初诊。

患者腹痛而泻，泻后痛减，手指麻木，少寐，苔薄，脉弦细。

中医诊断：泄泻（肝木克土）。

西医诊断：急性肠炎。

治则：疏肝健脾，养心通络。

处方：陈皮5g，防风10g，炒白术20g，炒白芍20g，仙鹤草20g，茯苓15g，生薏苡仁20g，鸡内金10g，五味子5g，土茯苓20g，炒酸枣仁15g，甘松10g，煨葛根20g，山茱萸10g，桂枝10g，川芎10g，炙甘草10g。7剂，水煎服。

二诊（2020年7月13日）：腹痛缓解，便溏改善，手指麻木、少寐，苔薄，脉细。拟用原法以巩固疗效。

处方：陈皮5g，防风10g，炒白术20g，炒白芍20g，丹参20g，炒党参20g，麦冬15g，茯苓15g，生薏苡仁20g，土茯苓20g，炒酸枣仁15g，甘松10g，煨葛根20g，山茱萸10g，桂枝

10g，川芎 10g，炙甘草 10g。7 剂，水煎服。

【按语】

本证患者系情志失调，忧郁恼怒致肝失疏泄，木郁不达，横逆犯脾；或忧思伤脾，土虚木乘，使脾失健运，遂成本病。《景岳全书·泄泻》曰："凡遇怒气便作泄泻者，必先以怒时夹食，致伤脾胃，故但有所犯，即随触而发，此肝脾二脏病也。盖以肝木克土，脾气受伤而然。"本案患者以肝郁为主，张老以疏肝健脾、缓急止痛为主要治法，采用痛泻要方加味。方中白术苦甘而温，补脾燥湿以培土，白芍酸甘而寒，柔肝缓急以止痛，二药配伍，可于土中泻木；陈皮辛苦而温，理气燥湿，醒脾和胃；防风具升散之性，合白芍以助疏散肝郁，伍白术以鼓舞脾之清阳，并可祛湿以助止泻，又为脾经引经药；茯苓、薏苡仁利水渗湿，健脾；鸡内金消食和胃；甘松行气止痛，开郁醒脾；土茯苓解毒除湿，通利关节；炒酸枣仁养心益肝安神；仙鹤草补虚强壮，收敛止痢；五味子、山茱萸收敛止泻滋肾；葛根解表退热，生津止渴，升阳止泻；桂枝温阳通脉，助阳化气；川芎活血行气，祛风止痛；甘草补益脾气，缓急止痛，调和诸药。

二诊患者腹痛缓解，便溏改善，故去仙鹤草、鸡内金、五味子，加党参益气健脾，麦冬益胃生津宁心，丹参活血通脉安神。

验案二

王某，女，76 岁，2021 年 7 月 12 日初诊。

患者腹痛而泻，黏液样便，纳呆，腰酸，苔薄腻，脉细。

中医诊断： 泄泻（肝木克土化热）。

西医诊断： 急性肠炎。

治则： 疏肝健脾，清热养肠。

处方： 陈皮 5g，防风 10g，炒白术 20g，酒白芍 20g，仙鹤草 20g，木香 5g，炒枳壳 10g，白头翁 10g，秦皮 10g，炒黄连 5g，蒲公英 10g，茯苓 15g，生薏苡仁 20g，川续断 15g，鸡内金 10g，炒扁豆 20g，生甘草 5g。7 剂，水煎服。

患者服上方 7 剂后黏液便已清，腹痛缓解。脾胃功能较差，拟用原法加减再服。

【按语】

此案与上案不同之处为黏液样便，故在痛泻要方基础上加白头翁、秦皮、黄连成白头翁汤，清热解毒，凉血止痢；仙鹤草补虚收敛止痢；扁豆健脾化湿，和中止泻；川续断补益肝肾。

便秘

便秘是指由于大肠传导功能失常，导致排便周期延长；或周期不长，但粪质干结难解；或粪质不硬，虽有便意却排出不畅的病证。气血阴阳不足均能造成排便困难，其与脾、胃、肝、肺、肾等脏腑功能失调均息息相关。临床常伴腹痛、腹胀、嗳气、食欲减退等症状。在我国古代本病有很多名称，如"大便秘""大便秘涩""大便难""脾约""寒积"等。张老认为，治疗便秘当明辨病因，分清虚实，注意扶正与祛邪兼顾，采用疏、润、升、降、补等治法，不可妄用攻伐，尤其对于老年、虚损患者。

薛生白指出："心阴虚则易汗，肺阴虚则多咳，肝阴虚则火升，肾阴虚则发热，脾阴虚则便秘。"脾阴虚是便秘的主要根源。脾乃诸阴之首，得水谷之精微而化生阴液，是人体后天阴液产生的源泉。脾阴可滋养五脏，五脏之津液亦通于脾，故脾阴亏虚与肠道津亏互为影响。"太阴湿土，得阳始运，阳明燥土，得阴自安。以脾喜刚燥，胃喜柔润故也。"脾胃阴阳燥湿相济，若脾湿太过，胃燥伤阴，则导致脾运胃纳失常。脾湿则其气不升，胃燥则其气不降，故而出现中满痞胀、排便异常等脾胃失调症状。大肠的传导作用，有赖于脾升胃降功能的正常发挥，若脾气不足，清气不升，精微不布，则胃津亏虚，肠道干涸，以致燥屎内留而便结难下。

验案一

张某，女，50岁，2018年3月17日初诊。

患者大便常3～4日不解，腹胀，矢气少，口干，苔薄白，脉细。

中医诊断：便秘（脾肾两虚，津亏肠燥）。

西医诊断：便秘。

治则：养阴润燥。

处方：党参20g，麦冬15g，玄参15g，焦栀子10g，当归10g，生白术20g，瓜蒌仁10g，杏仁10g，柏子仁15g，鸡内金10g，炒枳壳10g，木香5g，知母10g，肉苁蓉15g，茯苓15g，山药15g，生甘草5g。7剂，水煎服。

3剂而愈。

【按语】

患者老年女性，排便常三四日一行，主要责之脾虚不运、津亏肠燥。方中党参、茯苓、生白术、生甘草益气健脾，其中白术生用，甘而柔润，健脾益气，升清降浊，且无伤阴之弊，为通便之良药，炒制后温燥之性增加，健脾化湿之力增强，常用于脾虚湿盛或者脾虚泄泻。现代药理和试验研究也表明，白术具有通便与止泻的双向调节功能。《本经逢原》认为："白术甘温味厚，阳中之阴，可升可降，入脾、胃二经。生用则有除湿益燥，消痰利水，治风寒湿痹，死肌痉疸，散腰脐间血，及冲脉为病，逆气里急之功。制熟则有和中补气，止渴生津，止汗除热，进饮食安胎之效。"京华名医魏龙骧老先生在20世纪70年代首先介绍重用生白术治便秘的经验，他认为："便干结者，阴不足以濡之。然从事滋润，而脾不运化，脾亦不能为其行津液，终属治标。重任白术，运化脾阳，实为治本之图。"张老治疗便秘时亦必用生白术。

此外，方中加麦冬、玄参、知母滋阴润燥，增液行舟；当归、瓜蒌仁、杏仁、柏子仁润肠通便；木香、枳壳理气行气；焦栀子泻火解毒，解热郁，此药味苦气寒，能泻上、中、下三焦一切有余之火；鸡内金健胃消积；山药和肉苁蓉治脾肾两虚之本，山药补脾养肺固肾益精，肉苁蓉补肾阳，益精血，润肠通便。对于老年便秘患者，张老常用生白术、当归、焦栀子、肉苁蓉等相配。《玉楸药解》记载："肉苁蓉，暖腰膝，健骨肉，滋肾肝精血，润肠胃结燥。凡粪粒坚小，形如羊屎，此土湿木郁，下窍闭塞之故。谷滓在胃，不得顺下，零星传送，断落不联，历阳明大肠之燥，炼成颗粒，秘涩难通，总缘风木枯槁，疏泄不行也。一服地黄、龟胶，反益土湿，中气愈败矣。肉苁蓉滋木清风，养血润燥，善滑大肠，而下结粪，其性从容不迫，未至滋湿败脾，非诸润药可比。"肉苁蓉温而不热，补而不峻，暖而不燥，滑而不泄，故有"从容"之名。

验案二

许某，女，45岁，2020年8月20日初诊。

患者便秘，口臭，鼻腔生疮肿痛，乏力，苔薄、舌质裂，脉细。

中医诊断： 便秘（胃热阴亏，火热上炎）。

西医诊断： 便秘。

治则： 益气健脾，清火润燥。

处方： 北沙参15g，麦冬15g，党参20g，焦栀子10g，炒黄连5g，当归10g，生白术10g，炒枳壳10g，皂角刺10g，蒲公英10g，紫花地丁20g，白菊花10g，苦丁茶10g，茯苓15g，生薏苡仁20g，川牛膝10g，鸡内金10g，生甘草5g。7剂，水煎服。

【按语】

患者为中年女性，胃火旺盛，耗津伤气，故乏力、便秘、舌质裂；胃火上扰清窍，热盛肉腐，故鼻腔生疮肿痛。当以清心胃之火为法，以北沙参、麦冬养阴润燥；炒黄连、焦栀子清心火，泻三焦之火；蒲公英、紫花地丁、白菊花、苦丁茶清热消肿；生白术、茯苓、薏苡仁、党参健脾益气；鸡内金助消化，又可除热消痈；皂角刺破痈排脓；当归养血生肌；川牛膝虽入肝肾血分，亦可溃痈排脓；生甘草清热生津，调和诸药。

石淋

　　石淋又叫"砂淋""砂石淋"，多为下焦积热，煎熬水液所致，即西医学中的"泌尿系结石"。临床以小便排出砂石为主症，或排尿时突然中断，尿痛，腰腹绞痛难忍。《诸病源候论》载："石淋者，淋而出石也。"书中描述其症状为"小便则茎里痛，尿不能卒出，痛引少腹，膀胱里急，沙石从小便道出。甚者塞痛，令闷绝"。《张氏医通》载："石淋者，脐腹隐痛，小便难，痛不可忍，溲如砂石，或黄赤，或浑浊，色泽不定，正如汤瓶久受煎熬，底结白碱，宜清其积热，涤其砂石。"认为石淋多由下焦湿热熏蒸，灼伤阴液，以致肾虚阴伤，尿液涩结，煎熬尿液，结为砂石阻滞尿道。临床也可见素体阴亏，阴虚内热，热灼津伤，气化不利，煎熬阴液结为砂石，阻滞肾络，更伤肾阴。病变日久，气滞血瘀，或阴损及阳、脾肾两亏，阴阳两虚，气化不利而转成"癃闭"。张老认为，在治疗上应多用清热利湿、通淋排石之法。

验案

李某，女，56岁，2021年6月3日初诊。

患者腰部酸痛，乏力，口干，排便不畅；尿镜检 RBC（+++），潜血（+++）；B超检查提示双肾多发结石，大者5mm；苔黄腻，脉弦细。

中医诊断： 石淋（湿热蕴结）。

西医诊断： 肾结石。

治则： 益气滋肾，利湿通淋。

处方： 生黄芪20g，党参20g，川牛膝15g，丹参20g，炒白术20g，炒枳壳10g，生鸡内金10g，石韦20g，海金沙10g（包），金钱草20g，土茯苓20g，当归10g，肉苁蓉15g，川续断15g，大蓟根20g，白茅根20g，琥珀粉5g（吞服），生甘草5g。7剂，水煎服。

二诊（2021年6月10日）：腰痛已清，乏力、口干、少寐、排便不畅；尿检 RBC（+），潜血（+）；B超复查示多发结石部分排出；苔薄，脉细。拟用益气滋肾，健脾通淋之法。

处方： 生黄芪20g，党参20g，川牛膝15g，丹参20g，炒白术20g，炒枳壳10g，茯苓15g，生薏苡仁20g，石韦20g，金钱

草 20g，当归 10g，肉苁蓉 15g，川续断 15g，麦冬 15g，五味子
5g，炒酸枣仁 15g，生甘草 5g。7 剂，水煎服。

三诊（2021 年 6 月 17 日）：腰不痛，大便基本通畅，乏力，
口不干；尿检复查潜血（－）；B 超复查未见结石；苔薄，脉细。
拟用原法巩固稳定。

处方：生黄芪 20g，党参 20g，川牛膝 10g，麦冬 15g，丹参
20g，炒白术 20g，炒枳壳 10g，茯苓 15g，生薏苡仁 20g，石韦
20g，金钱草 20g，当归 10g，肉苁蓉 10g，川续断 15g，土茯苓
20g，生甘草 5g。7 剂，水煎服。

【按语】

本案患者年老体弱，肾虚则膀胱不利，致尿液生成与排泄
失常，加之摄生不慎，感受湿热之邪，饮食不利，嗜食辛辣肥甘
醇酒之品，致湿热内生，蕴结膀胱，煎熬尿液，结为砂石。石阻
脉络，气机不利，不通则痛；结石损伤血络，则引起血尿。《灵
枢·口问》云："中气不足，溲便为之变。"《素问·通评虚实论》
云："头痛耳鸣，九窍不利，肠胃之所生也。"

其人苔腻，且有结石，可知下焦存湿邪日久。究其原因可能
有二：其一，因虚致实，此人已成虚劳，气虚津停生湿，气虚成
瘀，久羁中下焦乃成有形之物，如肾结石，而湿郁化火，故其苔
黄腻；其二，因实致虚，此人中下焦湿热，病久伤气，形成虚实
夹杂之证。此案张老以补中益气汤合三金排石汤为主方加减，补
中气以行气，气行则推动有力，有利于肾结石的下移，并去升浮
之柴胡、升麻。方中黄芪甘温，补中气；党参、白术、补脾肺气，
助脾运化，以资气血生化之源；枳壳理气行气；川牛膝引石下行，
利水通淋；丹参通行血脉，活血祛瘀止痛；金钱草、海金沙、生
鸡内金、石韦清热通淋排石；生鸡内金化石力强，常用于胆、肾

结石，张老还将之应用于肺结节病，有良效。琥珀甘淡性平，生于阳而成于阴，专入血分，能安五脏，定魂魄，消瘀血，通五淋，从辛温药则行血破血，从淡渗药则利窍行水，从金石镇坠药则镇心安神；但琥珀性属消磨，则于真气无补，气属渗利，则于本源有耗，当中病即止，故二诊即去之。土茯苓清下焦湿热；当归、肉苁蓉润肠通便；大蓟根、白茅根凉血止血，清热利尿；川续断苦辛微温，善理血脉伤损、接续筋骨断折，故名续断，苦能坚肾，辛能润肾，能助气，调血脉，补五劳七伤，这里起补益肝肾、壮腰的作用；甘草调和诸药。

二诊患者结石已部分排出，淋证日久，由肾及脾，故后续以补益脾肾为主，祛邪排石为辅，加入薏苡仁健脾利湿，生脉散益气养阴，五味子、酸枣仁养心安神。

三诊患者结石已全部排出，尿检无异常，拟用益气滋肾通淋之方药继续巩固。

痛风

痛风当属中医学"痹证""历节""脚气病"等的范畴。中医临床研究认为，本病是由于先天禀赋不足或过食膏粱厚味，脾胃运化失司，痰瘀、浊毒等病理产物作用于人体的结果。《格致余论》设有痛风专论，对痛风有深入阐述，认为痛风发病"大率因血受热已自沸腾，其后或涉冷水，或立湿地，或扇取凉，或卧当风，寒凉外搏，热血得寒，瘀浊凝涩，所以作痛"。朱丹溪认为，"热血得寒，瘀浊凝涩"是痛风发作的原因所在。历代医家在痛风病的辨证治疗上积累了丰富的经验。《格致余论》曰："治法以辛热之剂，流散寒湿，开发腠理，其血得行，与气相和，其病自安。"《医学正传》提到："治以辛温，监以辛凉，流散寒湿，开通郁结，使血行气和，更能慎口节欲，无有不安者也。"临床对于痛风"无证可辨"者，应结合体质和舌脉进行综合辨证，健脾以除湿泄浊、补肾以利水泄浊、利湿以排毒泄浊、活血以化瘀泄浊为主要治法，选方用药随证加减。

验案

赵某，男，17岁，2022年6月13日初诊。

患者化验检查提示尿酸510单位，无关节肿痛，口不干，苔薄腻，脉细。

中医诊断：痛风（脾虚湿浊证）。

西医诊断：高尿酸血症。

治则：健脾利湿去浊。

处方：猪苓15g，茯苓15g，泽泻15g，白茅根20g，芦根20g，车前草20g，金钱草20g，石韦20g，桑白皮15g，土茯苓20g，丹参20g，炒白术20g，炒枳壳10g，生薏苡仁20g，知母10g，荷叶20g，川续断15g，生甘草5g。7剂，水煎服。

二诊（2022年6月20日）：病证如前，拟用原法。

处方：生黄芪20g，猪苓15g，茯苓15g，泽泻15g，白茅根20g，芦根20g，车前草20g，石韦20g，桑白皮15g，土茯苓20g，川牛膝15g，党参20g，麦冬15g，炒白术20g，炒枳壳10g，生薏苡仁20g，知母10g，荷叶20g，生甘草5g。7剂，水煎服。

三诊（2022年6月27日）：病情如前，口不干，大便通畅，苔薄，脉软。拟用原法。

处方：生黄芪 20g，猪苓 15g，茯苓 15g，泽泻 15g，白茅根 20g，芦根 20g，车前草 20g，金钱草 20g，石韦 20g，桑白皮 15g，土茯苓 20g，党参 20g，麦冬 15g，炒白术 20g，炒枳壳 10g，生薏苡仁 20g，知母 10g，炒黄柏 10g，萆薢 20g。7 剂，水煎服。

四诊（2022 年 7 月 4 日）：尿酸降至 460 单位，自觉症状无殊，苔薄，脉软。拟用原法。

处方：生黄芪 20g，猪苓 15g，茯苓 15g，泽泻 15g，白茅根 20g，芦根 20g，车前草 20g，金钱草 20g，石韦 20g，桑白皮 15g，土茯苓 20g，党参 20g，麦冬 15g，炒白术 20g，炒枳壳 10g，知母 10g，炒黄柏 10g，萆薢 20g，大蓟根 20g。7 剂，水煎服。

五诊（2022 年 7 月 11 日）：病证如前，多汗，苔薄，脉软。拟用原法。

处方：生黄芪 20g，猪苓 15g，茯苓 15g，泽泻 15g，白茅根 20g，芦根 20g，车前草 20g，石韦 20g，土茯苓 20g，党参 20g，麦冬 15g，川牛膝 15g，丹参 20g，炒白术 20g，炒枳壳 10g，知母 10g，炒黄柏 10g，荷叶 20g，天花粉 10g。7 剂，水煎服。

六诊（2022 年 7 月 21 日）：尿酸已正常（323 单位），咳嗽、多汗，苔薄，脉软。拟用益气养肺，利湿健脾之法。

处方：南沙参 15g，麦冬 15g，黄芩 10g，厚朴 10g，浙贝母 10g，炙款冬花 10g，白茅根 20g，芦根 20g，泽泻 15g，桑白皮 15g，车前草 20g，党参 20g，炒白术 20g，炒枳壳 10g，茯苓 15g，生薏苡仁 20g，糯稻根 20g，生甘草 5g。7 剂，水煎服。

【按语】

张老治疗抓住健脾利湿去浊这个治则，选用《伤寒论》五苓散为主方随症加减。方中茯苓、猪苓、泽泻利水渗湿化浊；石韦、金钱草、车前草利尿通淋，清热解毒；白茅根、芦根甘寒清热利尿；桑白皮通水道，利水消肿；丹参活血祛瘀泄浊；白术、生薏苡仁、枳壳补气理气，健脾利水；土茯苓解毒除湿，通利关节；知母、黄柏清热泻火，滋阴润燥；续断补肝肾强筋骨；萆薢祛浊泌清；荷叶化湿，升发清阳；甘草调和诸药。后根据症状加减调平，尿酸持续下降至正常范围。六诊外感咳嗽，在健脾利湿的基础上，辅以润肺止咳敛汗收工。

眩晕

眩晕是一种病证，头晕是其症状之一，临床上有时单独出现，亦伴随其他证候同时出现。眩晕又称"头眩"，"眩"指的是眼花或眼前发黑，"晕"是指感觉自身或外界景物旋转，二者常同时出现，故统称为"眩晕"。《素问·至真要大论》从病机上指出"诸风掉眩，皆属于肝"，《灵枢·卫气》认为"上虚则眩"。《灵枢·口问》则说："故上气不足，脑为之不满，耳为之苦鸣，头为之苦倾，目为之眩。"《灵枢·海论》说："髓海不足，则脑转耳鸣，胫酸眩冒，目无所见，懈怠安卧。""肾虚则头重高摇，髓海不足，则脑转耳鸣，皆言不足为病。"后世论眩晕病因的代表性观点，有刘河间之"风火"说，朱丹溪之"无痰不作眩"说，张景岳之"虚者居其八九"说，严用和之"外感六淫和七情内伤致眩"说等。历来医家叙述眩晕之病因，虽说法各异，但总是以《内经》所说为立论之基本。

本病病位在清窍，由气血亏虚、肾精不足致脑髓空虚，清窍失养，或肝阳上亢、痰火上逆、瘀血阻窍而扰动清窍发生眩晕，与肝脾肾三脏关系密切。头晕在临床中既可为主症，又可作为兼症出现，临床病机复杂，临证时应注意辨别虚实，辨证用药。

验案一

林某，女，64岁，2020年9月21日初诊。

患者头晕，腰酸耳鸣、纳呆欲呕、口干、少寐，苔白，脉滑细。

中医诊断：头晕（风痰上扰）。

西医诊断：眩晕综合征。

治则：化湿和胃，滋肾宁心。

处方：姜半夏10g，炒白术20g，天麻10g，丹参20g，葛根20g，炒白芍20g，石决明20g（先煎），刺蒺藜10g，独活10g，茯苓15g，生薏苡仁20g，鸡内金10g，砂仁3g（后下），枸杞子10g，菊花10g，川牛膝15g，川续断15g，炒杜仲15g，仙鹤草20g。7剂，水煎服。

患者服7剂而愈。

【按语】

《素问》云："诸风掉眩，皆属于肝。"患者年老脾虚生湿，聚湿成痰，引动肝风，肝风夹湿痰上扰清窍。肝风内动，风痰上扰清空，故头晕；湿痰内阻，胃气上逆，故口干欲呕；痰阻气滞，故纳呆；苔白、脉滑细皆为风痰之征。

《医学心悟》有言："有痰湿壅遏者，书云'头旋眼花，非天麻、半夏不除'是也，半夏白术天麻汤主之。"李东垣在《脾胃论》中说："足太阴痰厥头痛，非半夏不能疗；眼黑头眩，风虚内作，非天麻不能除。"故张老以半夏白术天麻汤为主方，方中姜半夏燥湿化痰、降逆止呕，天麻平肝息风而止眩晕，两者合用，化痰息风而止眩晕之力加强，共为君药；白术健脾燥湿，茯苓健脾利湿，茯苓与白术相须为用，合薏苡仁清利湿热，健脾以治生痰之源，使脾健运则湿痰去，湿痰去则眩晕可除；砂仁化湿醒脾，行气温中止呕；鸡内金消食健胃；石决明重镇潜阳；白芍敛肝阴，平肝阳；刺蒺藜质轻色白，辛苦微温，禀天春和之木气，入足厥阴肝经，且质轻可降、味苦可散、味辛可补，与菊花相伍则平肝疏肝、祛风明目；枸杞子与菊花一温一凉，补肝肾之阴，益精养血；仙鹤草益气补虚；川续断、杜仲补益肝肾，活血续筋；川牛膝补益肝肾，引血下行；独活与杜仲、川续断、川牛膝相伍祛风胜湿；葛根气味皆薄，功效升阳生津止渴，最能升发脾胃清阳之气，其主要成分葛根黄酮能增加脑及冠脉血流量，张老常与活血祛瘀之丹参相配治疗脑血管疾病及耳鸣。

验案二

田某，男，51岁，2020年10月15日初诊。

患者头晕胸闷，咽喉异物感、口干、腿酸、少寐，苔薄腻，脉细。

中医诊断：眩晕（肝郁湿阻）。

西医诊断：眩晕综合征。

治则：疏肝益气，宽胸散结。

处方：柴胡5g，黄芩10g，郁金10g，香附10g，紫苏梗10g，佩兰10g，瓜蒌皮10g，薤白10g，茯苓15g，生薏苡仁20g，炒僵蚕15g，党参20g，麦冬15g，合欢皮10g，红景天10g，生甘草5g。7剂，水煎服。

【按语】

此案为肝郁气滞兼有湿阻。清阳不展，胸阳不振见头晕胸闷；肝气不疏，痰气郁结于咽部见咽喉异物感；邪气扰心见少寐；湿阻津液不能正常输布见口干。《素问·六节脏象论》云："肝者，罢极之本。"明代马莳注曰："肝主筋，故劳倦罢极。"吴崑谓："动作劳甚，谓之罢极，肝主筋，人之运动，皆出乎筋力，故为罢极之本。"故肝郁气滞而见腿酸。予柴胡、黄芩、郁金、香附、苏梗、合欢皮疏肝理气，解郁安神；炒僵蚕祛风定惊，化痰散结；瓜蒌皮、薤白宽胸散结；党参、麦冬、茯苓、薏苡仁益气养阴，健脾利湿；佐佩兰芳香化湿；红景天补气清肺，益智养心；生甘草清热利咽，调和诸药。

验案三

严某，女，69 岁，2020 年 10 月 22 日初诊。

患者有高血压、心脏病史，头晕乏力、胸闷气短、心慌、下肢浮肿，口不干，苔薄，脉细。

中医诊断： 眩晕（心肾阳虚）。

西医诊断： ①高血压；②心脏病。

治则： 益气温阳，宁心宽胸。

处方： 淡附片 10g（先煎），黄芪 20g，党参 20g，麦冬 15g，五味子 5g，炒白术 20g，炒枳壳 10g，茯苓 15g，生薏苡仁 20g，甘松 10g，丹参 20g，桂枝 10g，薤白 10g，炒黄连 5g，珍珠母 20g（先煎），红景天 10g，制黄精 15g，炙甘草 10g。7 剂，水煎服。

上方 7 剂，患者下肢水肿改善，头晕好转，原方加减继续服用。

【按语】

此案为患者心肾阳虚不能制水。方中用淡附片补火助阳、散寒除湿；黄芪、党参、炒白术、茯苓、甘草、薏苡仁益气健脾利湿；生脉散、黄精益气养阴滋肾；桂枝、薤白、枳壳温通心阳，行气宽胸；丹参、红景天活血通脉；甘松理气开郁醒脾，同时药理上有较强镇静和抗心律失常作用；炒黄连、五味子清心宁心；珍珠母重镇安神。

眩晕患者多数年龄偏大，往往有高血压、冠心病、糖尿病等基础疾病，常伴有耳鸣、口干、胸闷、腰酸、少寐等症状。张老多从肝肾论治，兼顾心脾。常以枸杞子、菊花一温一凉、一补一清补肝平肝；川牛膝引火下行兼补肝肾；墨旱莲、女贞子、川续断、杜仲、制黄精等填精滋肾；丹参活血化瘀、宁心安神；黄连清心火，实则泻其子；党参、茯苓、炒白术、生薏苡仁、炒枳壳益气健脾利湿，固守中土，"见肝之病，知肝传脾，当先实脾"；若头重脚轻、步履不稳，多阴虚阳亢，加石决明、生牡蛎等滋阴潜阳；风阳上扰加天麻、钩藤平肝息风；若口苦、心烦易怒、血压升高、排便不畅、舌红脉弦，多为肝火，加龙胆、黄芩、夏枯草、焦栀子之类清泻肝火；若头晕绵绵、神疲乏力、舌质淡脉沉细，多为气虚，加生黄芪、党参、红景天大补中气；偏肾阴虚时加山茱萸、制黄精、二至丸之类；气阴亏虚伤津而口干，则加生脉散、天花粉益气养阴生津；夜尿频多、畏寒明显，为肾气不足、肾阳亏虚，则加巴戟天、淫羊藿、山茱萸之属，较少使用附子等性燥刚烈之物。

张老在临床上常用仙鹤草补虚，民间称仙鹤草为"脱力草"，味苦涩而性平，功能主要是收敛止血，其另一个重要作用是强壮扶正补虚。名医干祖望创制并善用扶正补虚的良方"三仙汤"（仙茅、淫羊藿根、仙鹤草），其中的主药就是仙鹤草。干老谓："脱力草者，仙鹤草也……凡无外邪的各种疾病而神疲怠惰者，都可使用……效果殊佳。因之余常戏谓之'中药的激素'。"著名中医药学家叶橘泉在其编著的《现代实用中药》中概括仙鹤草"为强壮性收敛止血剂，兼有强心作用"。国医大师朱良春亦善用仙鹤草的扶正补虚功能，单用本品"治疗气血虚弱之眩晕，有一定效果"，常以"仙鹤草配黄芪、大枣，治疗血小板减少性紫癜"，还非常重视仙鹤草的"强心作用"，认为"此为新发现，为过去文献所未载"。张老在辨治脱力劳伤、神疲乏力、面色萎黄、气虚自汗、头晕头昏等症时，应用此药每获良效。

头痛

　　头痛是指由于外感或内伤，致使脉络拘急或失养，清窍不利所引起以头部疼痛为主要临床特征的疾病，中医学称为"脑风""头风""骨风"等。《内经》称本病为"脑风""首风"，认为其病因乃外在风邪寒气犯于头脑，还提出"是以头痛颠疾，下虚上实"的病机。《诸病源候论》认为，"风痰相结，上冲于头"可致头痛。《三因极一病证方论》认为，内伤头痛"有气血食厥而疼者，有五脏气郁厥而疼者"。《丹溪心法》认为，头痛多因痰与火。
　　头痛之病因多端，但不外乎外感和内伤两大类。《奇效良方》指出："脑喜静谧而恶动扰，静谧则清明内持，动扰则掉摇散乱，是故脑转目眩者，皆由火也。"盖头为"诸阳之会""清阳之府"，又为髓海所在，凡五脏精华之血、六府清阳之气皆上注于头，故六淫之邪（风、寒、湿、热等外邪皆可引起头痛，而以风邪为主）

上犯巅顶，邪气稽留，抑阻清阳，可致头痛。此外，内伤诸疾，导致气血逆乱，瘀阻经络，脑失所养，也可发生头痛。《古今医统大全·头痛大法分内外之因》对头痛病进行总结说："头痛自内而致者，气血痰饮、五脏气郁之病，东垣论气虚、血虚、痰厥头痛之类是也；自外而致者，风寒暑湿之病，仲景伤寒、东垣六经之类是也。"

头痛的治疗须分内外虚实。外感所致属实，治疗当以祛邪活络为主，视其邪气性质之不同，分别采用祛风、散寒、化湿、清热等法，其中以风为主，故强调治风之药的使用。内伤所致多虚，治疗以补虚为要，视其所虚，分别采用益气升清、滋阴养血、益肾填精等法；若因风阳上亢则治以息风潜阳，因痰瘀阻络，又当以化痰活血为法。本病病程漫长，缠绵扰人。张老从长期临床中观察到，"风""瘀""痰"是本病发病主要机制，其中尤以血瘀阻络为主。

验案一

夏某，女，37岁，2013年11月22日初诊。

患者两侧太阳穴处疼痛，时有发作，与情绪相关，发作呈胀痛，平素易生气恼怒，口苦、心烦、少寐，苔薄、舌质红，脉弦细。

中医诊断：少阳头痛（肝火上扰）。

西医诊断：神经性头痛。

治则：泻肝宁心，祛风止痛。

处方：龙胆草5g，焦栀子10g，制何首乌10g，川牛膝15g，蝉蜕5g，制南星10g，天麻10g，钩藤15g（后下），川芎10g，蔓荆子10g，炒白芍20g，麦冬15g，玉竹15g，炒酸枣仁15g，炒枳壳 10g，茯苓 15g。7 剂，水煎服。

二诊（2013 年 11 月 29 日）：睡眠改善，偶有头痛，口不苦，苔薄，脉弦细。拟用原法。

处方：郁金 10g，制香附 10g，焦栀子 10g，枸杞子 10g，菊花 10g，防风 10g，羌活 10g，制南星 10g，天麻 10g，炒僵蚕 15g，川芎 10g，炒白芍 20g，玉竹 15g，炒酸枣仁 15g，炒枳壳 10g，炒白术 20g。7 剂，水煎服。

三诊（2013 年 12 月 13 日）：头痛缓解，睡眠欠佳，苔薄，脉弦细。拟用原法。

处方：郁金 10g，制香附 10g，焦栀子 10g，枸杞子 10g，菊花 10g，防风 10g，制南星 10g，天麻 10g，炒僵蚕 15g，川芎 10g，当归 10g，炒白芍 20g，炒酸枣仁 15g，炒枳壳 10g，炒白术 20g，炙甘草 10g。7 剂，水煎服。

【按语】

张老认为，头痛辨病常以辨经为法，头为诸阳之会，手足三阳经络皆循头面，足厥阴经上会于巅顶，故头痛可根据发病部位之异而分类。大抵太阳经头痛多在头后部，下连于项；阳明经头痛多在前额部及眉棱等处；少阳经头痛多在头之两侧，并连及耳部；厥阴经头痛则在巅顶部位，或连于目系。患者太阳穴处头痛、易怒心烦、口苦、脉弦，均为肝经实证表现，舌尖红为心火旺盛之象。本病虚实辨证明显，病位在头两侧，为少阳经所过，故辨为少阳头痛。《伤寒六书》记载："大凡头痛属三阳，乃邪气上攻也。太阳专主头痛，阳明、少阳亦有之。"故此案拟用泻肝宁心、祛风止痛之法。

方中龙胆草、栀子清肝火；天南星祛风解痉，蝉蜕疏风散热，蔓荆子疏风止痛、清利气血，此三味调局部气血，使气血通而不痛；牛膝引火下行又补肝肾；川芎上行头目，下调经水，中开郁结，为治疗头痛要药。《医学传心录》言："头痛必须用川芎，不愈各加引经药。"天麻、钩藤平肝息风；麦冬、玉竹、白芍、何首乌滋阴养血潜阳；茯苓、枳壳理气调中。

二诊患者偶有头痛，口苦消失，肝火已大泻，当去龙胆草之苦寒，不可一味清肝，侧重疏肝、养肝、平肝，故以郁金、香附、川芎理气活血解郁，栀子、酸枣仁清心安神，并去蔓荆子、钩藤之疏风息风，改僵蚕、羌防之搜风，以祛内外之风。三诊头痛完全缓解后，加当归合川芎、白芍、酸枣仁补养肝血、调养肝体治本。

验案二

刘某，女，63岁，2021年1月4日初诊。

患者头顶作痛伴压迫感已多日，头昏、乏力、腰背酸痛、口干、少寐，大便通畅，苔薄腻，脉弦细。

中医诊断：厥阴头痛（风痰阻络）。

西医诊断：血管神经性头痛。

治则：疏风滋肾，益气养心。

处方：制何首乌15g，女贞子15g，川藁本10g，吴茱萸3g，天麻10g，炒僵蚕15g，丹参20g，葛根20g，制延胡索15g，当归10g，酒白芍20g，炒白术20g，炒枳壳10g，党参20g，麦冬15g，五味子5g，川续断15g，炙甘草10g。7剂，水煎服。

二诊（2021年1月11日）：患者头顶作痛伴压迫感改善，口干好转，乏力、腰背酸痛，苔薄，脉细。拟用原法。

处方：制何首乌15g，女贞子15g，吴茱萸3g，制南星10g，天麻10g，炒僵蚕15g，丹参20g，葛根20g，制延胡索15g，当归 10g，酒白芍 20g，川芎 10g，炒白术 20g，炒枳壳 10g，党参 20g，麦冬 15g，五味子 5g，川续断 15g。7 剂，水煎服。

【按语】

厥阴经循喉咙之后，上连目，系巅顶，故患者系厥阴头痛；苔薄腻，为肝肾不足、风痰阻络之象，用半夏白术天麻汤为主方，以制南星替半夏。制南星辛温燥湿化痰、祛风止痛，半夏治湿痰多，而南星主风痰多，故临证张老多以制南星替半夏。《本草汇言》载："天南星，开结闭。散风痰之药也。""半夏之性，燥而稍缓，南星之性，燥而颇急；半夏之辛，劣而能守，南星之辛，劣而善行。若风痰湿痰，急闭涎痰，非南星不能散。"《本经逢原》载："南星、半夏皆治痰药也，然南星专走经络。"现代药理研究也证明，天南星具有祛痰、镇静、镇痛、抗惊厥、抗肿瘤等作用。

方中制何首乌、女贞子、续断补益肝肾；当归、酒白芍柔肝养血；天麻、僵蚕平抑肝阳，祛风通络；藁本、吴茱萸为巅顶头痛引经药；丹参、葛根增加脑血流量；党参益气健脾；麦冬养阴；五味子益气生津，补肾宁心；炙甘草补脾和胃。

方中延胡索味辛、苦，性温，能活血、行气、定痛。延胡索含有 20 多种生物碱，分别属于原小檗碱型和原阿片碱型。其中原小檗碱型尤为重要，分为叔胺碱（延胡索乙素生物活性最强，其左旋体为罗通定）和季铵碱（去氢延胡索），对中枢神经系统有镇痛作用与镇静催眠作用。罗通定对抗咖啡因、苯丙胺的中枢兴奋作用，降低自发活动，增强环己巴比妥的催眠作用。罗通定与脑内多巴胺 D_1 和 D_2 受体具有亲合力，并可起阻滞作用，从而发挥镇静催眠作用。此外，延胡索在心血管系统能抗心律失常、抗心肌缺血，在消化系统有抑制胃液分泌及抗溃疡作用。

验案三

金某，女，64 岁，2019 年 9 月 26 日初诊。

患者左颞部神经痛 1 周，呈刺痛，少寐，苔薄白，脉弦细。

中医诊断： 头痛（肝郁化火，风阳上扰）。

西医诊断： 耳颞神经痛。

治则： 疏风清肝，滋肾宁心。

处方： 龙胆草 3g、焦栀子 10g、枸杞子 10g、菊花 10g、天麻 10g、制天南星 10g、制延胡索 15g、丹参 20g、川芎 10g、炒白芍 20g、党参 20g、杭麦冬 10g、五味子 5g、炒枳壳 10g、生蒲黄 10g（包煎）、生甘草 5g。7 剂，水煎服。

【按语】

此案情志内伤，肝失条达，郁而化火，上扰清空，或化火动风，风阳上扰，则出现颞部疼痛；肝火扰心，表现为少寐；瘀血阻络则刺痛。患者老年女性，脉弦细，肝肾不足、络脉空虚，两颞又为少阳经所属，故张老治疗从肝经入手，用枸杞子、菊花、天麻、龙胆草养肝、清肝、平肝、泻肝；炒白芍柔肝缓肝，收敛肝气；焦栀子泻肝胆之郁火；用党参、麦冬、五味子益气养阴，宁心安神；川芎、丹参行气活血通络；制南星味苦、辛，性温，祛风止痉，《本草纲目》记载其味辛而麻，故能治风散血，其药理上有较强镇静、镇痛作用，能抑制异常放电；枳壳、延胡索破气理气止痛；刺痛多为血瘀，故加用生蒲黄活血化瘀，《本草正义》云："蒲黄，专入血分，以清香之气，兼行气分，故能导瘀结而治气血凝滞之痛。"生甘草和中，调和诸药。

张老认为，所有疼痛无外乎"不通则痛""不荣则痛"，其中"不荣"可从虚入手，而"不通"需考虑更多，如"痰""瘀""邪"等。

中风

中风是由于正气亏虚、饮食、情志、劳倦内伤等引起气血逆乱，产生风、火、痰、瘀，导致脑脉痹阻或血溢脑脉之外，以突然昏仆、半身不遂、口舌㖞斜、言语謇涩或不语、偏身麻木为主要临床表现的病证。《内经》中虽没有明确提出"中风"病名，但所记述的"大厥""薄厥""仆击""偏枯""风痱"等病证与"中风"在卒中昏迷期和后遗症期的一些临床表现相似。"中风"的急性期是指发病后两周以内，中脏腑类最长可至1个月；恢复期是发病两周（或1个月）至半年之间，后遗症期系发病半年以上。

《金匮要略》正式把本病命名为中风，认为病因为络脉空虚，风邪入中。唐宋以前多以"内虚邪中"立论，唐宋以后，特别是金元时期，许多医家以"内风"立论。其中刘河间主张"肾水不足，心火暴甚"，李东垣认为"形盛气衰，本气自病"，朱丹溪主张"湿痰化热生风"，元代王履从病因学角度将中风病分为"真中"和"类中"。明代张景岳提出"非风"之说，提出"内伤积损"是导致本病的根本原因；明代李中梓又将中风明确分为闭、脱二证。晚清及近代医家张伯龙、张山雷、张锡纯进一步认识到本病的发生主要是阴阳失调，气血逆乱，直冲犯脑。

张老认为中风的病机有虚（阴虚、气虚）、火（肝火、心火）、风（肝风）、痰（风痰、湿痰）、气（气逆）、血（血瘀）六端，此六端多在一定条件下相互影响，相互作用。病性多为本虚标实、上盛下虚，在本为肝肾阴虚，气血衰少；在标为风火相扇，痰湿壅盛，瘀血阻滞，气血逆乱。而其基本病机为气血逆乱，上犯于脑，脑之神明失用。在恢复期及后遗症期，多为虚实夹杂，邪实未清而正虚已现，治宜扶正祛邪，常用育阴息风、益气活血等法。

验案一

方某，男，65岁，2021年7月12日初诊。

患者脑梗死后遗症期，头晕、步履不稳、乏力、口干，大便通畅，苔薄，脉细。

中医诊断：中风（肝肾阴虚，阴虚阳亢）。

西医诊断：脑梗死后遗症。

治则：滋肾养肝，潜阳健脾。

处方：制何首乌15g，制女贞15g，墨旱莲20g，仙鹤草20g，丹参20g，天麻10g，石决明20g（先煎），钩藤15g（后下），生白芍20g，赤芍20g，炒白术20g，炒枳壳10g，茯苓15g，生薏苡仁20g，天花粉10g，党参20g，麦冬15g，五味子5g。7剂，水煎服。

【按语】

《内经》载："阳气者，烦劳则张。"即指一身阳气，若扰动太过，则亢奋不敛。患本病者，因操持过度，形神失养，以致阴血暗耗，虚阳化风。中风患者多肝肾下亏，肝阳妄亢，上冲脑窍，引发脑窍闭塞，故潜阳之本在于滋阴，肝肾之阴下固，虚阳乃入阴为安。

本案拟用滋养肝肾之阴、潜阳健脾护中为治。女贞子、墨旱莲两者为二至丸，其出自《医便》一书，具有补益肝肾、滋阴止血之功。二至丸、制何首乌滋补肝肾；仙鹤草扶正补虚；天麻、石决明、钩藤平肝潜阳；赤芍、白芍、丹参平肝养血，活血凉血；

患者乏力口干，气阴两虚伤津之象明显，党参、麦冬、五味子和天花粉益气养阴，生津止渴；茯苓、生薏苡仁、炒白术健脾利湿；枳壳理气宽中。患者阴血得养，虚阳得潜，肝肾为固，则诸症自缓。

验案二

曹某，女，59 岁，2020 年 12 月 7 日初诊。

患者左侧颜面、手脚麻木多日，有高血压史，口干、少寐，苔薄，脉细。

中医诊断：中风——中经络（肝肾阴虚，肝阳化风）。

西医诊断：周围神经病变。

治则：疏风滋肾通络。

处方：枸杞子 10g，菊花 10g，川牛膝 15g，天麻 10g，丹参 20g，防己 10g，土茯苓 20g，豨莶草 20g，伸筋草 10g，焦栀子 10g，当归 10g，赤芍 20g，川芎 10g，炒白术 20g，茯苓 15g，生薏苡仁 20g，杜仲 15g，制黄精 15g。7 剂，水煎服。

二诊（2020 年 12 月 14 日）：以上麻木症状已清。

拟原方去丹参、杜仲，加合欢皮 10g，远志 5g，再服 7 剂。

【按语】

手脚麻木，指的是四肢肌肤感觉减退或消失。麻者，非痛非痒，肌肉内如有虫行，按之不止，搔之愈甚；木则痛痒不知，真气不能运及，如木厚之感。疼痛与麻木不同，前者以痛为主，一般无麻木感觉，后者为肉内如虫行，甚者不知痛痒，二者迥然有别。朱丹溪曰："麻是气虚，木是湿痰死血。"刘河间曰："留着不去，四肢麻木拘挛也。"《素问》曰："痛者，寒气多也，有寒故痛也。其不痛不仁者，病久入深，荣卫之行涩，经络时疏，故不痛；

皮肤不营，故为不仁。"虞传曰："夫所谓不仁者，或周身，或四肢，唧唧然麻木不知痛痒，如绳扎缚初解之状。古方名为麻痹者是也。"相类于西医学中的多种结缔组织疾病（如风湿）、营养障碍疾病（如维生素缺乏症）、代谢及内分泌障碍疾病（如糖尿病）及其他疾病（如肿瘤）的发展过程中所发生的多发性神经炎或周围神经损害。

虽有"麻多虚痛多实"，但张老认为麻木总以气血亏虚为本，风寒湿邪及痰瘀为标。麻木病因虽有多端，而其病机皆为气血不能正常运行流通，以至皮肉经脉失养。

本案患者有高血压病史，素体肝肾阴虚、肝阳偏亢，肝阳化风致横窜络脉，脉络不畅故见左侧颜面手脚麻木。阴阳相对平衡，相互制约而协调，阴虚不能限制阳气，则见阳气亢盛；阴虚津亏则见口干，阴虚而生内热；虚热扰心神则见少寐。患者以一侧颜面手脚麻木为主症，无神昏，为病在经络，病情较轻。用药时顾及风、火（肝火）、瘀、虚，因其口干无痰且苔薄，故无痰浊之象。

方中枸杞子偏温，菊花偏凉，补肝清肝，相互牵制达到阴阳平衡，起协同作用；川牛膝引热下行。枸杞子、菊花联合川牛膝，此三药为张老常用药组。张老喜用川牛膝，认为其性偏凉，以其形而知其性，《神农本草经百种录》载："凡物之根皆横生，而牛膝独直下，其长细而韧，酷似人筋，所以能舒筋通脉，下血降气，为诸下达药之先导也。筋属肝，肝藏血，凡能舒筋之药，俱能治血，故又为通利血脉之品。"杜仲、黄精补肾填精；丹参活血化瘀，亦可安神；天麻平肝息风通络，《本草正义》言："盖天麻之质，厚重坚实，而明净光润，富于脂液，故能平静镇定，养液以息内风。古有定风草之名，能治虚风，岂同诳语。"防己、豨莶草、伸筋草祛风通络；土茯苓可通利关节；当归、川芎补血活血行气；赤芍凉血散瘀；茯苓、白术、薏苡仁健脾，顾护后天之本。该方中枸杞子、菊花、川牛膝、防己、豨莶草、川芎、天麻、杜仲、焦栀子经现代研究证明均有降血压的作用。后复诊患者麻木症状已清，重以安神，遂去丹参、杜仲，加合欢皮与远志。

颤证

颤证是一种以肢体震颤、肌肉强直和运动迟缓为主要临床特点的中枢神经系统变性疾病。震颤多由一侧肢体开始，逐渐扩及全身，患者头脑不自主地晃动，肢体颤抖僵硬，颈项强直，行走时急速小步前冲，动作迟钝，语言单调不清，面容呆板，呈"面具"状。本病主要病理虽为黑质和黑质纹状体通路变性，但变性原因迄今未明。

颤证在中医学中又称作"震颤""振掉"。《内经》称本病为"掉""振掉"，并描述了其临床表现为"其病动摇""掉眩巅疾""掉振鼓栗"。中医学认为本病为年老肝肾阴亏、气血虚乏、筋脉失养、虚风内动所致，或由痰热动风、风痰邪热阻滞经络而发，部分患者还可发展成为痴呆。

王肯堂在《证治准绳》中的论述最为详细："颤，摇也；振，动也。筋脉约束不住而莫能任持，风之象也。《内经》云：诸风掉眩，皆属肝木。肝主风，风为阳气，阳主动，此木气太过而克脾土。脾主四肢，四肢者，诸阳之末，木气鼓之故动，经谓风淫末疾者此也。亦有头动而手足不动者，盖头乃诸阳之首，木气上冲，故头独动而手足不动。散于四末，则手足动而头不动也……此病壮年鲜有，中年以后乃有之，老年尤多。老年阴血不足，少水不能制盛火，极为难治。"不仅指出本病的临床特征，而且概括本病的病机为"筋脉约束不住"，与肝木风火有关。《赤水玄珠》认为颤证的病因病机是"木火上盛，肾阴不充，下虚上实，实为痰火，虚则肾亏"，属本虚标实、虚实夹杂之病，治疗应"清上补下"。

张老认为扶正补虚、标本兼顾是本病的治疗原则，根据标本虚实，治疗大法为填精补髓、益肾调肝、健脾益气、养血滋阴以扶正治本，清化痰热、息风止痉、活血化瘀以祛邪治标。

验案

徐某，男，56岁，2020年7月13日初诊。

患者患帕金森病多年，手部震颤、步履不稳、乏力、口干，二便通畅，苔薄、舌尖红，脉细。

中医诊断： 颤证（阴虚风动）。

西医诊断： 帕金森病。

治则： 益气养阴，祛风潜阳。

处方： 生黄芪20g、制女贞15g、党参20g、麦冬15g、五味子5g、丹参20g、钩藤15g（后下）、石决明20g（先煎）、生白芍20g、炒白术20g、炒枳壳10g、茯苓15g、生薏苡仁20g、制黄精15g、鸡内金10g、天花粉10g、甘松10g、炙甘草10g。14剂，水煎服。

二诊（2020年7月27日）：手部震颤，步履不稳，乏力、口干改善，少寐，胃纳可，二便通畅，苔薄，脉细。拟用原法。

处方： 生黄芪20g、制女贞15g、党参20g、麦冬15g、丹参20g、天麻10g、钩藤15g（后下）、石决明20g（先煎）、生白芍20g、郁金10g、炒白术20g、炒枳壳10g、茯苓15g、生薏苡仁 20g，制黄精 15g，天花粉 10g，甘松 10g，炙甘草 10g。14 剂，水煎服。

患者手部震颤明显好转，步履不稳较前改善，无乏力，夜寐可。

【按语】

本案患者年七八，"肝气衰，筋不能动，天癸竭，精少，肾藏衰，形体皆极"。肾主骨生髓，充养脑海，伎巧出焉，即肢体的精细、协调运动由肾精充养髓海而成。脾主肌肉、四肢，为气血阴阳化生之源，肾精的充养、肝筋的滋润、肌肉的温煦均靠脾之健运化生气血阴阳供养。肝主筋，筋系于肉，支配肌肉肢体的伸缩收持。故此案张老从肝脾肾调治，方中女贞子、黄精滋补肝肾；石决明、钩藤平肝潜阳息风；白芍生用潜阳；丹参活血通经；患者乏力、口干，气阴两亏之象明显，予麦冬、天花粉滋阴；党参、茯苓、薏苡仁、白术、枳壳健脾益气和中；五味子补肾生津又可宁心；鸡内金助消化贝壳类药；甘松醒脾开胃。

二诊在此方基础上加天麻息风止痉平肝、郁金清心活血凉肝，患者阴虚动风之象大减。

汗证

汗证是指由于阴阳失调、腠理不固，而致汗液外泄失常的病证。其中，不因外界环境因素的影响，而白昼时时汗出，动辄益甚者，称为"自汗"；寐中汗出，醒来自止者，称为"盗汗"，亦称为"寝汗"。《明医指掌·自汗盗汗心汗证》曰："夫自汗者，朝夕汗自出也。盗汗者，睡而出，觉而收，如寇盗然，故以名之。"

《临证指南医案》谓："阳虚自汗，治宜补气以卫外；阴虚盗汗，治当补阴以营内。"汗为心之液，血汗同源，皆由精气所化，不可过泄。

验案一

孙某，男，89岁，2020年10月5日初诊。

患者自汗，神疲乏力，腿酸，口不干，少寐，大便通畅，苔薄、舌质淡，脉细。

中医诊断：自汗（脾肾两虚）。

西医诊断：疲劳综合征。

治则：益气固表，滋肾敛汗。

处方：生黄芪20g，防风10g，炒白术20g，党参20g，麦冬15g，五味子5g，炒白术20g，炒枳壳10g，茯苓15g，生薏苡仁20g，酒白芍20g，炒酸枣仁15g，麻黄根15g，煅牡蛎20g（先煎），浮小麦30g，糯稻根20g，牛膝20g，木瓜10g，炙甘草10g。7剂，水煎服。

二诊（2020年10月12日）：乏力、自汗改善，少寐、腰酸，苔薄、舌质淡，脉细。拟用原法。

原方去防风，加川续断15g。7剂善后。

【按语】

此案黄芪、白术、防风组成玉屏风散，用以益气固表止汗。黄芪益气护卫止汗，白术补气健脾，合用益气祛邪，佐以防风走表而散风邪。黄芪得防风，固表而不致留邪，防风得黄芪，祛邪而不伤正，补中寓疏、散中寓补。党参、麦冬、五味子组成生脉散，益气养阴增液。炒白术、茯苓、生薏苡仁、炙甘草、枳壳益气健脾渗湿；五味子滋肾宁心，生津敛汗；酒白芍柔肝和胃敛汗；

酸枣仁养心安神敛汗；煅牡蛎、浮小麦、糯稻根、麻黄根收敛固涩止汗；木瓜酸温，归肺肝肾脾经，平肝和胃，去湿舒筋。《本草正》云："木瓜酸温，能于脾有补、于筋可舒，用其酸敛，酸能走筋，敛能固脱，得木味之正，故尤专入肝益筋走血，疗腰膝无力，引经所不可缺，气滞能和，气脱能固。"牛膝补益肝肾，助木瓜补肾气、壮筋骨。二诊症状改善后，加川续断补肝肾、强筋骨以固本。

验案二

马某，男，33 岁，2021 年 1 月 4 日初诊。

患者盗汗，神疲乏力，消化欠佳，口干，少寐，大便通畅，苔薄、舌质红，脉细。

中医诊断： 盗汗（气阴两虚）。

西医诊断： 疲劳综合征。

治则： 益气养阴，清火敛汗。

处方： 生黄芪 20g，酒黄芩 10g，炒黄连 5g，当归 10g，生地黄 20g，党参 20g，麦冬 15g，五味子 5g，茯苓 15g，炒白术 20g，生薏苡仁 20g，酒白芍 20g，炒酸枣仁 15g，糯稻根 20g，麻黄根 15g，煅牡蛎 20g（先煎），天花粉 10g，炒枳壳 10g。7 剂，水煎服。

二诊（2021 年 1 月 21 日）：乏力改善，盗汗已清，口干、消化欠佳，苔薄白，脉细。拟用原法。

处方： 生黄芪 20g，酒黄芩 15g，炒黄连 5g，党参 20g，麦冬 15g，炒白术 20g，生薏苡仁 20g，木香 5g，鸡内金 10g，酒白芍 20g，糯稻根 20g，麻黄根 15g，煅牡蛎 20g（先煎），天花粉 10g，乌梅 5g，制黄精 15g，生甘草 5g。7 剂，水煎服。

【按语】

《医略六书·汗病》云："盗汗属阴虚。""盗汗乃睡中汗出，醒则汗收。因阴气空虚，睡时卫气乘虚陷入，则表无护卫而营中之火独旺于外，蒸腾汗出；醒则卫气行阳而气固于表，其汗乃止，多见于虚劳之人。"治宜养阴清热，热盛者用当归六黄汤。《丹溪心法》中提到："盗汗属血虚、阴虚。小儿不须治。忌用生姜。东垣有方，用当归六黄汤，甚效。"

热盛耗气伤津，热扰心神，故有神疲乏力、口干、少寐之象，乃气阴两虚。此案张老以当归六黄汤为基础方，去熟地黄、黄柏，取方中黄芪、黄连、黄芩、当归、生地黄，加生脉散益气养阴清热；白芍柔肝养阴；天花粉生津止渴养阴；白术、茯苓、薏苡仁、炒枳壳益气健脾行气；糯稻根、麻黄根、五味子、酸枣仁、煅牡蛎收敛止汗。

二诊患者盗汗已止，但消化仍欠佳，故改以调中为先。加木香、鸡内金开胃理气，健脾消食；乌梅生津止渴；制黄精益气健脾，填补真阴。

验案三

陈某，女性，74岁，2021年7月19日初诊。

患者神疲乏力，恶风，多汗，腰酸，口干，苔薄白，脉缓。

中医诊断： 汗证（营卫不和）。

西医诊断： 疲劳综合征。

治则： 益气固表，滋肾敛汗。

处方： 生黄芪20g，防风10g，炒白术20g，党参20g，麦冬15g，五味子5g，酒白芍20g，糯稻根20g，麻黄根15g，煅牡蛎20g（先煎），穞豆衣20g，山茱萸10g，川续断15g，制黄精15g，天花粉 10g，炒枳壳 10g，生薏苡仁 20g，炙甘草 10g。7 剂，水煎服。

二诊（2021 年 7 月 26 日）：恶风已清，多汗改善，腰酸乏力、身痒皮疹，苔薄腻，脉细。拟用原法。

处方： 生黄芪 20g，防风 10g，党参 20g，麦冬 15g，五味子 5g，酒白芍 20g，糯稻根 20g，麻黄根 15g，牡丹皮 10g，白鲜皮 10g，钩藤 15g（后下），炒刺蒺藜 15g，山茱萸 10g，川续断 15g，茯苓 15g，生薏苡仁 20g，炒枳壳 10g。7 剂，水煎服。

【按语】

"营卫不和"一词出自《伤寒论》，一般指表证自汗的病机。表证自汗有两种情况：一是"卫弱营强"，因卫外阳气虚弱，失去外固的能力，汗液自行溢出，症见身不发热而有时自汗；二是"卫强营弱"，因阳气郁于肌表，内迫营阴而汗自出，症见时发热而自汗，不发热则无汗，治疗常以桂枝汤调和营卫。

此案用玉屏风散为主方益气固表，方中炒白术、炒枳壳、薏苡仁健脾益气；糯稻根健胃养阴止汗；麻黄根实表气，固虚止汗；穞豆衣养血益精止汗；五味子收敛生津止汗；煅牡蛎潜阳敛阴止汗；天花粉生津止渴；制黄精、川续断、山茱萸补肝肾，涩精气，固虚脱。

二诊患者皮疹加用白鲜皮、钩藤、炒刺蒺藜祛风止痒，牡丹皮凉血活血。诸药共奏益气固表、滋肾敛汗之功，是桂枝汤治法之外的另一思路。

不寐

　　不寐是指患者入睡困难或睡而易醒、时睡时醒，以致不能获得正常睡眠的一种病证。"不寐"一词出自《难经》，《内经》中有"夜不瞑""目不瞑"等名称，又名"不得卧""不得眠""不能眠""失眠"等。多由饮食不节、情志失常、劳倦、思虑过度、病后、年迈体虚等因素导致失眠，该病病位主要在心，与肝、脾、肾关系密切。《医宗必读》云："不寐之故，大约有五，一曰气虚，一曰阴虚，一曰痰滞，一曰水停，一曰胃不和。大端虽五，虚实寒热，互有不齐。"《内经》云："帝曰：病不得卧者，何气使然？岐伯曰：卫气不得入于阴，常留于阳。留于阳则阳气满，阳气满则阳盛；不得入于阴则阴气虚，故目不瞑矣。"《临证指南医案》中总结得颇全面："不寐之故，虽非一种，总是阳不交阴所致。若因外邪而不寐者，如伤寒、疟疾等证暴发，营卫必然窒塞，升降必然失常。愁楚呻吟，日夜难安，当速去其邪，攘外即所以安内也。若因里病而不寐者，或焦烦过度，而离宫内燃，从补心丹及枣仁汤法。或忧劳愤郁，而耗损心脾，宗养心汤及归脾汤法。或精不凝神，而龙雷震荡，当壮水之主，合静以制动法。或肝血无藏，而魂摇神漾，有咸补甘缓法。胃病则阳跷穴满，有《灵枢》半夏秫米汤法。胆热则口苦心烦，前有温胆汤，先生又用桑叶、丹皮、栀子等轻清少阳法。营气伤极，人参、人乳并行；阳浮不摄，七味、八味可选。余如因惊宜镇，因怒宜疏，饮食痰火为实，新产病后为虚也。"张老认为本病治疗应以补虚泻实、调整阴阳为原则。

验案一

陈某，女，53 岁，2021 年 6 月 17 日初诊。

患者心烦少寐，潮热、口干，苔薄，脉细。

中医诊断： 不寐（阴虚火旺）。

西医诊断： 失眠。

治则： 益气养阴，疏肝清热。

处方： 郁金 10g，制香附 10g，丹参 20g，党参 20g，麦冬 15g，淫羊藿 15g，牡丹皮 10g，茯苓 10g，生薏苡仁 20g，炒白术 20g，炒枳壳 10g，生龙骨 20g（先煎），生牡蛎 20g（先煎），炒黄连 5g，合欢皮 10g，首乌藤 30g，天花粉 10g，乌梅 5g，生甘草 10g。7 剂，水煎服。

二诊（2021 年 7 月 1 日）：潮热改善，口干、乏力、少寐、牙龈肿胀、口腔溃烂，苔薄，脉细。拟用原法。

处方： 郁金 10g，制香附 10g，丹参 20g，川牛膝 15g，知母 10g，炒黄柏 10g，党参 20g，麦冬 15g，牡丹皮 10g，茯苓 10g，生薏苡仁 20g，炒白术 20g，炒枳壳 10g，生龙骨 20g（先煎），生牡蛎 20g（先煎），炒黄连 5g，合欢皮 10g，首乌藤 30g，淫羊藿 15g。7 剂，水煎服。

三诊（2021 年 7 月 8 日）：潮热已清，睡眠改善，口干，苔薄，脉细。拟用原法。

处方： 郁金 10g，制香附 10g，丹参 15g，川牛膝 15g，党参 20g，麦冬 15g，炒白术 20g，炒枳壳 10g，茯苓 15g，生薏苡仁 20g，玫瑰花 3g（后下），炒黄连 5g，合欢皮 10g，首乌藤 30g，天花粉 10g，乌梅 5g，生甘草 5g。7 剂，水煎服。

【按语】

张景岳说："不寐证虽病有不一，然惟知邪正二字则尽之矣。盖寐本乎阴，神其主也，神安则寐，神不安则不寐。其所以不安者，一由邪气之扰，一由营气之不足耳。有邪者多实证，无邪者多虚证。凡如伤寒、伤风、疟疾之不寐者，此言外邪深入之扰也；如痰，如火，如寒气、水气，如饮食忿怒之不寐者，此皆内邪滞逆之扰也。舍此之外，则凡思虑劳倦，惊恐忧疑，及别无所累而常多不寐者，总属其阴精血之不足，阴阳不交，而神有不安其室耳。知此二者，则知所以治矣。"张老擅长从肝入手调治不寐。

本案中患者阴虚火旺，虚火扰神可见心烦少寐，津液耗伤可见潮热口干，治以养阴清热安神为主。方中郁金、香附疏肝解郁；枳壳理气宽中；白术、茯苓、薏苡仁健脾利湿；麦冬、天花粉、乌梅滋阴生津止渴；牡丹皮凉血、清虚热；生龙骨和生牡蛎相须，可重镇安神、潜阳敛汗；丹参活血安神；合欢皮、首乌藤解郁养心安神；炒黄连"入心与胞络，最泻火，亦能入肝，大约同引经之药，俱能入之，而入心，尤专经也"，主用于清心火；生甘草清热解毒，调和诸药。善补阴者，必于阳中求阴，则阴得阳升而泉源不竭。张老常在养阴方中加淫羊藿补肾壮阳，一则有阳中求阴之意，二则其能调节激素水平。

二诊患者口干、乏力、潮热均改善，但虚火之象仍较明显，加知母、黄柏滋阴清热，川牛膝引火下行。三诊患者潮热已清，睡眠改善，阴虚火热已得缓解，则原方去知母、黄柏，加玫瑰花理气解郁、和血散瘀。《本草正义》云："玫瑰花，香气最浓，清而不浊，和而不猛，柔肝醒胃，流气活血，宣通室滞而绝无辛温刚燥之弊，断推气分药之中最有捷效而最为驯良者，芳香诸品，殆无其匹。"

张老在辨证基础上时时不忘顾护中焦脾胃，同时在女性患者中重视精神情绪因素，常辅以疏肝、养血、凉血、通经等。明代医家方约之曰："凡妇人病，多是气血郁结，故治开郁行气为主，郁开气行，而月候自调，诸病自瘥矣。"晋代葛洪也说："凡治妇人诸病，兼治忧恚，令宽其思虑，则病无不愈。"

验案二

方某，女，54岁，2021年6月4日初诊。

患者心烦少寐，焦虑易怒，潮热汗出，手心热，苔薄、舌质红，脉细数。

中医诊断：不寐（肝郁化火扰心）。

西医诊断：失眠。

治则：疏肝清热宁心。

处方：郁金10g，制香附10g，丹参20g，知母10g，炒黄连5g，党参20g，麦冬15g，炒白术20g，炒枳壳10g，炒酸枣仁15g，五味子5g，甘松10g，酒白芍20g，茯苓15g，生薏苡仁20g，焦栀子10g，淫羊藿15g，牡丹皮10g，银柴胡10g，萱草25g。7剂，水煎服。

二诊（2021年6月10日）：睡眠改善，但入睡困难，乏力，排便不畅，有时潮热出汗，苔薄、舌质红，脉细。拟用原法。

处方：郁金10g，制香附10g，丹参20g，党参20g，麦冬15g，五味子5g，知母10g，川牛膝15g，牡丹皮10g，炒酸枣仁15g，炒白术20g，炒枳壳10g，珍珠母20g（先煎），首乌藤30g，当归10g，焦栀子10g，淮小麦30g，萱草25g。7剂，水煎服。

三诊（2021年6月24日）：潮热已清，出汗减少，大便通畅，睡眠不稳定，乏力，腿酸，苔薄，脉细。拟用原法。

处方：郁金 10g，制香附 10g，川牛膝 15g，木瓜 10g，丹参 20g，党参 20g，麦冬 10g，五加皮 10g，炒白术 20g，炒枳壳 10g，炒黄连 5g，茯苓 10g，生薏苡仁 20g，牡丹皮 10g，淫羊藿 15g，焦栀子 10g，淮小麦 30g，炙甘草 10g，萱草 25g。7 剂，水煎服。

四诊（2021 年 7 月 8 日）：睡眠可长达 6～7 小时，心烦易怒已清，潮热好转，手心热，乏力，苔薄，脉细。拟用原法。

处方：郁金 10g，制香附 10g，川牛膝 15g，丹参 20g，党参 20g，麦冬 15g，五味子 5g，炒白术 20g，炒枳壳 10g，茯苓 10g，生薏苡仁 20g，淫羊藿 15g，酒白芍 20g，牡丹皮 10g，制黄精 15g，银柴胡 10g，焦栀子 10g，煅牡蛎 20g（先煎），萱草 25g。7 剂，水煎服。

【按语】

本案不寐为心血不足有热所致。故缪仲淳曰："治不寐当以养阴血、清心火为要。然亦有因肝经血虚，气滞而不寐者，则当疏肝养血。有因胸膈痰壅，气逆而不寐者，则当涤痰降气。有因病后血少，或劳症阴虚而不寐者，则当滋阴养目。"方以养血、清心、安神为主，宗仲淳法甚效，随症加减治之。《金匮要略》云："虚劳虚烦不得眠，酸枣仁汤主之。"酸枣仁汤能清热除烦、养血安神。肝藏魂，内寄相火，肝血虚则魂不安，虚火扰心则神不宁，故出现虚烦不得眠；虚热迫津外泄，故盗汗。方中酸枣仁养血补肝，宁心安神；茯苓宁心安神；知母苦寒质润，滋阴清热；辅以郁金、香附调肝血而疏肝气，调畅气机，清心除烦，酸收与辛散并用，相反相成，养血调肝安神；甘草生用，和中缓急，调和诸药，与茯苓相伍可健脾和中，与酸枣仁酸甘合化以养肝阴；焦栀子、黄连清心除烦；丹参活血安神；银柴胡、牡丹皮清热凉血；

党参、白术、茯苓、薏苡仁益气健脾利湿；枳壳疏肝行气；五味子宁心安神，敛汗生津；萱草（时珍曰：萱草即今东人采其花晒干而货之，名为黄花菜）味甘而气微凉，能去湿利水、除热通淋、止渴消烦、开胸宽膈，令人心平气和，无有忧郁，是以命名，又名"无忧草"。诸药配伍，起疏肝清心安神之效。

验案三

严某，男，51岁，2021年6月10日初诊。

患者心烦少寐，胆怯，口苦，口腔溃疡长期不愈，舌尖红、苔薄腻，脉弦细。

中医诊断：不寐（心虚胆怯）。

西医诊断：失眠。

治则：益气养阴，清热镇怯。

处方：党参20g，麦冬15g，生石决明20g（先煎），生龙骨20g（先煎），生白芍20g，川芎10g，郁金10g，茯苓15g，炒白术20g，炒枳壳10g，甘松10g，五味子5g，炒黄连5g，合欢皮10g，丹参20g，首乌藤30g，琥珀粉5g（吞），炙甘草10g。7剂，水煎服。

二诊（2021年6月17日）：口苦改善，少寐、胆怯，苔薄，脉细。拟用原法。

处方：郁金10g，制香附10g，知母10g，川芎10g，生石决明20g（先煎），生牡蛎20g（先煎），党参20g，麦冬15g，茯苓15g，炒白术20g，炒枳壳10g，益智仁5g，炒黄连5g，合欢皮10g，丹参20g，首乌藤30g，远志5g，炙甘草10g。7剂，水煎服。

三诊（2021年6月24日）：口苦改善，少寐、胆怯、口疮未清，苔薄，脉细。拟用原法。

处方： 郁金10g，制香附10g，生石决明20g（先煎），生龙骨20g（先煎），生牡蛎20g（先煎），川牛膝10g，党参20g，麦冬10g，茯苓15g，生薏苡仁20g，知母10g，川芎10g，焦栀子10g，灯心草5g，炒黄连5g，丹参20g，合欢皮10g，首乌藤30g，生甘草5g。7剂，水煎服。

四诊（2021年7月1日）：胆怯改善，口疮基本康复，口苦、少寐，苔薄，脉细。拟用原法。

处方： 生石决明20g（先煎），生龙骨20g（先煎），生牡蛎20g（先煎），生白芍20g，郁金10g，炒黄连5g，灯心草5g，麦冬10g，炒白术20g，炒枳壳10g，茯苓15g，生薏苡仁20g，五味子5g，焦栀子10g，合欢皮10g，知母10g，川芎10g，首乌藤30g，淮小麦30g。7剂，水煎服。

【按语】

患者心烦少寐，心虚胆怯，神魂不安，夜不能寐，五志过极化火，心火内炽，胃火上逆致舌尖红，长期口苦、口腔溃疡。《石室秘录》云："凡人胆怯不敢见人者，少阳胆经虚也。而所以致少阳胆经之虚者，肝木之虚也。"《杂病源流犀烛》云："有心胆惧怯，触事易惊，梦多不详，虚烦不寐者，宜温胆汤。"此案以生石决明、生龙骨、生牡蛎、琥珀镇怯安神，重能镇怯；生白芍平肝潜阳；川牛膝补益肝肾，引火下行；用郁金、香附疏肝理气，清心除烦；焦栀子、炒黄连、灯心草清心火；丹参活血安神。患者诉服用酸枣仁不适，故以合欢皮、首乌藤等替代，而保留酸枣仁汤余药知母、川芎。肝血不足，其条达之性不遂，以川芎疏达肝气，知母清热养阴，合五味子养心安神；党参、麦冬、五味子、甘草益气养阴，宁心安神。少寐多梦多从五脏"肝藏魂"的理论入手，同时重视脾胃对神、魂的影响，临证常以健脾益气养心、化痰降浊、和胃温胆宁心等法调理中州。故以党参、炒白术、茯苓、薏苡仁、枳壳益气健脾化痰；远志祛痰、安神益智且交通心肾。诸药合用，并奏益气养阴、宁心安神、清热镇怯之效。

虚劳

　　虚劳又称虚损，是由于禀赋薄弱、后天失养及外感内伤等多种原因引起的，以脏腑功能衰退、气血阴阳亏损、日久不复为主要病机，以五脏虚证为主要临床表现的多种慢性虚弱病症的总称。《金匮要略》首先提出了"虚劳"这一病名。《理虚元鉴》记载有多种原因均可导致虚劳："有先天之因，有后天之因，有痘疹及病后之因，有外感之因，有境遇之因，有医药之因。"病损部位主要在五脏，尤以脾肾两脏更为重要，引起虚损的病因往往先导致某一脏气血阴阳的亏损，而由于五脏相关，气血同源，阴阳互根，所以在虚劳的病变过程中常互相影响，一脏受病，累及他脏。气虚不能生血，血虚无以生气。气虚者，日久阳也渐衰；血虚者，日久阴也不足。阳损日久，累及于阴；阴虚日久，累及于阳。以致病势日渐发展，而病情趋于复杂。虚劳以脏腑功能减退、气血阴阳亏损所致的虚弱不足证候为其特征。在虚劳共有特征的基础上，由于虚损性质的不同而有气、血、阴、阳虚损之分。临床可见消瘦憔悴，面色无华，身体羸弱，甚或形神衰败，大肉尽脱，食少便溏，心悸气促，呼多吸少，自汗盗汗，或五心烦热，或畏寒肢冷，脉虚无力等诸多表现。

　　张老认为，虚劳病治疗以"虚者补之"为基本原则，要重视补益脾肾，兼补气血，维护先后天之本不败，以促进各脏腑虚损的修复，补益的同时也需注重行气，从而达到补而不滞。

验案一

楼某，女，59岁，2021年6月17日初诊。

患者神疲乏力，口干，心烦少寐，关节酸楚，潮热出汗，苔薄，脉细。

中医诊断： 虚劳（气阴两虚）。

西医诊断： 慢性疲劳综合征。

治则： 疏肝益气，养阴清热。

处方： 郁金10g，制香附10g，丹参20g，党参20g，麦冬15g，酒白芍20g，糯稻根20g，威灵仙10g，炒白术20g，炒枳壳10g，淫羊藿15g，牡丹皮10g，五味子5g，煅牡蛎20g（先煎），炒黄连5g，浮小麦30g，生黄芪20g，生甘草5g。7剂，水煎服。

二诊（2021年7月8日）：乏力、少寐改善，潮热好转，多汗、口干、时有口苦，苔薄，脉细。拟用原法。

处方： 郁金10g，制香附10g，丹参20g，党参20g，麦冬15g，炒白术20g，炒枳壳10g，五味子5g，酒白芍20g，茯苓15g，生薏苡仁20g，地骨皮20g，淫羊藿15g，合欢皮10g，生牡蛎20g（先煎），首乌藤30g，炒黄连5g，生甘草5g。7剂，水煎服。

【按语】

本案患者属脾气虚兼心阴虚，宜以益气养阴清热为主。方中郁金、香附疏肝解郁；党参、麦冬、五味子益气养阴，宁心生津；黄芪益气固表；白术、枳壳益气健脾行气；牡丹皮清虚热；炒黄连清心除烦；丹参活血安神；威灵仙祛风通络止痛；白芍、糯稻根、浮小麦敛阴收涩止汗；煅牡蛎重镇安神，又可收涩敛汗；淫羊藿辛甘温，能补肾壮阳、祛风除湿，辛以润肾，甘温益阳气，故主阴痿绝阳，益气力，强志。现代药理研究表明，淫羊藿具有一定的促进性腺功能的作用，张老善将其用于更年期潮热患者，常与银柴胡相配，疗效确切。生甘草清热，调和诸药。

二诊该患者乏力、少寐改善，潮热好转但仍多汗，故加茯苓、薏苡仁健运中焦；加地骨皮甘淡而寒，降肺中伏火，泻肝肾虚热，除有汗骨蒸，能凉血而补正气，《本草纲目》云："根乃地骨，甘淡而寒，下焦肝肾虚热者宜之。此皆三焦气分之药，所谓热淫于内，泻以甘寒也。"《神农本草经》谓合欢皮："主安五脏，和心志，令人欢乐无忧。"与首乌藤相配，解郁养心安神。

该病要重视脾胃，对于虚不受补者，应先扶养脾胃之气，用药尤贵轻灵不滞。脾得健运，使水谷精微不断化生，则阴阳气血逐渐恢复。

验案二

陈某，女，86 岁，2021 年 6 月 10 日初诊。

患者神疲乏力，纳呆脘胀，少寐，口干，排便不畅，苔薄腻，脉细。

中医诊断：虚劳（心脾两虚）。

西医诊断：慢性疲劳综合征。

治则：益气健脾，养胃润燥。

处方：北沙参 15g，麦冬 15g，生黄芪 20g，制女贞 15g，丹参 20g，焦栀子 10g，当归 10g，党参 20g，，生白术 20g，炒枳壳 10g，茯苓 15g，生薏苡仁 20g，鸡内金 10g，蒲公英 10g，佛手 10g，炒酸枣仁 15g，炒谷芽 15g，炒稻芽 15g，炙甘草 10g。7 剂，水煎服。

二诊（2021年6月17日）：胃纳改善，乏力、腰酸、排便不畅，苔薄，脉细。拟用原法。

处方： 北沙参15g，麦冬15g，生黄芪20g，制女贞15g，丹参20g，焦栀子10g，当归10g，党参20g，生白术20g，炒枳壳10g，茯苓15g，生薏苡仁20g，鸡内金10g，红景天10g，骨碎补20g，炙甘草10g。7剂，水煎服。

【按语】

本案中患者以神疲、纳呆、少寐为主，证见心脾两虚。胃喜柔润而恶燥，故用北沙参、麦冬养胃阴润燥；生黄芪味甘，性微温，专补气；女贞子甘苦性凉，滋补肝肾，与黄芪凉温相配为张老常用补虚药对。《神农本草经》谓："女贞子，味苦、甘、平，无毒。主补中，安五脏，养精神，除百疾。"党参、白术、茯苓、生薏苡仁益气健脾祛湿，时时不忘斡旋中焦脾胃；炒酸枣仁宁心安神；丹参活血安神；当归补血活血，润肠通便；焦栀子清火通便；枳壳、佛手疏肝行气除胀；蒲公英清热散结健胃；鸡内金、炒谷芽、炒稻芽消食健脾；炙甘草益气，调和诸药。

二诊胃纳改善，去炒谷芽和炒稻芽，加骨碎补补肾强骨；红景天扶正固本，补不足。《本草纲目》云："红景天，《本经》上品，祛邪恶气，补诸不足。"《千金翼方》谓其："轻身明目，久服通神不老。"《四部医典》也有关于红景天的记载，言其善润肺、能补肾、理气养血，主治周身乏力、胸闷、恶心、体虚诸症。现代药理和临床研究发现，红景天有双向调节作用，能有效地调节人体的中枢神经系统，提高免疫功能。红景天有类似人参的补益作用，能抗缺氧、抗氧化、抗疲劳、抗辐射、抗病毒、抑制癌细胞生长，从而提高工作效率，延缓机体衰老，特别适用于易疲劳者，过量脑力、体力劳动者，以及长期接触电磁波辐射者。张老常用之治疗虚劳、久病、肺病患者。

验案三

丁某，女性，60岁，2021年5月10日初诊。

发现白细胞减少已月余，白细胞总数 $3.5 \times 10^9/L$，分类基本正常，乏力、口干、纳呆、少寐、腰酸，大便通畅，苔薄，脉细。

中医诊断： 虚劳（脾肾两虚、气血不足）。

西医诊断： 白细胞减少症。

治则： 益气养血，滋肾宁心。

处方： 生黄芪20g，制女贞15g，当归10g，酒白芍20g，鸡血藤20g，丹参20g，党参20g，麦冬15g，茯苓15g，生薏苡仁20g，鸡内金10g，佛手10g，炒扁豆20g，蒲公英10g，炒酸枣仁15g，巴戟天15g，淫羊藿15g，制黄精15g。7剂，水煎服。

二诊（2021年5月17日）：乏力改善，胃纳好转，口不干，大便通畅，腰酸、少寐，苔薄，脉细。拟用原法。

处方： 生黄芪20g，制女贞15g，当归10g，酒白芍20g，鸡血藤20g，丹参20g，党参20g，麦冬15g，炒白术20g，茯苓15g，生薏苡仁20g，炒枳壳10g，炒酸枣仁15g，巴戟天15g，淫羊藿15g，制黄精15g，川续断15g，炙甘草10g。7剂，水煎服。

上方加减服用1个月，患者睡眠改善，面色较前红润，白细胞总数恢复正常（ $5.5 \times 10^9/L$ ）。

【按语】

白细胞减少症属于常见血液病，指外周血液中白细胞计数持续小于 $4.0 \times 10^9/L$，该病起病缓、症状轻，常以无力、心悸、头晕、四肢酸软、失眠多梦等为主要表现。本病在中医学里属"虚劳""气血虚"范畴。"邪之所凑，其气必虚。"责其病机，则与心肝脾肾有关，然尤以脾、肾关系最为密切。脾虚则运化失权，气血生化无源；肾虚则精髓不足，精不足则血衰。故对白细胞减少症，多以脾肾虚弱立论，通过健脾补肾而达益气生血的目的。

此案患者年老体衰，肝肾已亏，气血生化不足，以黄芪、党参、麦冬益气养阴，同时气能生血；当归、酒白芍、鸡血藤、丹参补血活血，使补而不滞，血脉通畅则生化无穷；白术、茯苓、薏苡仁、枳壳健脾益气以培补后天；鸡内金健胃消食；白扁豆健脾化湿和中；酸枣仁养心阴、益肝血；制女贞、巴戟天、淫羊藿、川续断、制黄精补肾填精以补养先天，使肾强而藏精，精生髓，髓化血，以固根本。此外，大量实验研究证明，淫羊藿有刺激骨髓粒系和干系细胞造血的功能。

腰痛

腰痛是指腰部感受外邪，或因劳伤、肾虚而引起气血运行失调，脉络绌急，腰府失养，以腰部一侧或两侧疼痛为主要症状的一类病证。本病多因感受风寒湿邪，日久不愈，累及肝肾，耗伤气血所致。风寒之邪客于肢体关节，气血运行不畅，故见腰膝疼痛，久则屈伸不利，或麻木不仁，正如《素问·痹论》所言："痹在于骨则重，在于脉则不仁。"肾主骨，肝主筋，邪客筋骨，日久必致损伤肝肾，耗伤气血。本病以肝肾亏虚、气血不足为本，风寒湿邪外侵为标。《证治准绳》曰："痛有风、有湿、有寒、有热、有挫闪、有瘀血、有滞气、有痰积，皆标也；肾虚其本也。"又有《证治汇补》指出："唯补肾为先，而后随邪之所见者以施治，标急则治标，本急则治本，初痛宜疏邪滞，理经隧，久痛宜补真元，养血气。"故张老认为治疗腰痛以肾虚为本，风寒湿热、气滞血瘀为标，虚者补肾壮腰为治，实者祛邪活络为法。临证分清标本缓急，分别选用散寒、除湿、清热、理气、化瘀、益精、补肾等法，若虚实夹杂，又当攻中兼补，或补中兼攻，权衡施治。

验案

陈某，女，55岁，2022年5月26日初诊。

患者腰痛多日，伴右侧下肢疼痛、活动障碍；CT检查显示腰3～5椎体退行性改变伴膨出，压迫右侧坐骨神经；抬腿试验阳性，苔薄，脉细。

中医诊断：腰痛（肝肾不足，瘀阻经络）。

西医诊断：腰椎间盘突出症。

治则：滋肾活血，化瘀通络。

处方：独活10g，槲寄生15g，丹参20g，紫金皮10g，桃仁10g，红花5g，当归10g，川芎10g，赤芍20g，威灵仙10g，海风藤10g，制延胡索10g，川续断10g，炒杜仲15g，骨碎补20g，淫羊藿15g，细辛3g，炙甘草10g。7剂，水煎服。

二诊（2022年6月2日）：腰痛好转，肢体疼痛改善，大便通畅，苔薄，脉细。拟用原法。

处方：独活10g，槲寄生15g，丹参20g，紫金皮10g，桃仁10g，红花5g，当归10g，川芎10g，赤芍20g，川牛膝15g，威灵仙10g，制延胡索10g，川续断15g，炒杜仲15g，骨碎补20g，淫羊藿15g，细辛3g，炙甘草10g。7剂，水煎服。

三诊（2022年6月9日）：腰疼大减，肢体疼痛改善，下肢活动好转，大便通畅，苔薄，脉细。拟用原法。

处方： 独活 10g，槲寄生 15g，丹参 20g，紫金皮 10g，桃仁 10g，红花 5g，当归 10g，川芎 10g，赤芍 20g，川牛膝 15g，威灵仙 10g，制延胡索 10g，川续断 15g，炒杜仲 15g，制狗脊 15g，淫羊藿 15g，细辛 3g，炙甘草 10g。7 剂，水煎服。

四诊（2022 年 6 月 16 日）：腰部疼痛完全康复，活动自如，抬腿已不痛，口干，少寐，苔薄，脉细。拟用调理气血安神之法。

处方： 党参 20g，麦冬 15g，茯苓 15g，生薏苡仁 20g，炒白术 20g，丹参 20g，当归 10g，酒白芍 20g，川芎 10g，川牛膝 15g，槲寄生 15g，川续断 15g，炒杜仲 15g，骨碎补 20g，淫羊藿 15g，制狗脊 15g，炒酸枣仁 15g，天花粉 10g。7 剂，水煎服。

【按语】

对于腰腿疼痛，张老多以滋肾活血、化瘀通络论治，方以独活寄生汤加减。独活寄生汤出自唐代孙思邈所著《备急千金要方》，其云："夫腰背痛者，皆由肾气虚弱，卧冷湿地当风得之，不时速治，喜流入脚膝为偏枯冷痹，缓弱疼重或腰痛挛脚重痹，宜急服此方。"方中独活辛苦微温，善治伏风，除久痹，且性善下行，以祛下焦与筋骨间的风寒湿邪；细辛入足少阴肾经，长于搜别阴经之风寒湿邪，又除经络留湿；此方细辛有小毒，但不可去之，《本草述钩元》论细辛云："究寒温之用，其在至阴之分，虽不论于补阳诸味，却能就阴分而散寒邪，即至阳之分，虽难比予行气诸剂，却能就阳分而散阴结。阴中阳通，则能资营气而使畅也！阳中阴通，则能助风剂而使行矣。至其能治风湿痹痛，亦由阳虚化风，因之化湿也。凡阳虚郁风者多化湿，不可不知。"细辛有温通阴阳之能，可助诸搜风散湿之药以解痹而止痛；海风藤味辛、苦，性微温，祛风湿、通经络、止痹痛；紫金皮味辛、苦，性温，行气活血止痛，行十二经络，治筋骨疼痛、风湿寒痹、麻木不仁，暖筋，止腰疼；槲寄生、牛膝、杜仲、川续断、淫羊藿、骨碎补能补益肝肾而强壮筋骨，牛膝尚能活血以通利肢节筋脉；桃仁、红花、当归、川芎、赤芍、丹参养血活血，化瘀通络；延胡索活血行气止痛；甘草调和诸药；威灵仙祛风湿、通经络、止痹痛、治骨鲠，李时珍曰："威，言其性猛也；灵仙，言其功神也。"《本草正义》云："威灵仙，以走窜消克为能事，积湿停痰，血凝气滞，诸实宜之。"《药品化义》云："灵仙，性猛急，盖走而不守，宣通十二经络。"《本草经疏》云："威灵仙，主诸风，而为风药之宣导善走者也。"以上都说明其性善走，无处不到，功在通利，可以宣通五脏、十二经络，兼能除痰消积，对腰膝腿脚疼痛，效果好。该患者单用中药口服治疗疼痛完全缓解，活动自如，疗效明显。

❀妇科验案

癥瘕

　　妇人下腹结块，或胀，或痛，或满，或异常出血者，称为癥瘕。其中，坚硬成块、固定不移、推揉不散、痛有定处的称为"癥"，属血分；痞满无形、时聚时散、推揉转动、痛无定处的称"瘕"，属气分。《诸病源候论》云："癥瘕者，皆由寒温不调，饮食不化，与脏气相搏结所生也。其病不动者，直名为癥。若病虽有结瘕，而可推移者，名为瘕。瘕者，假也，谓虚假可动也。"就其临床所见，每有先因气聚，日久则血瘀成癥瘕者，因此不能截然分开，故前人每称"癥瘕"，常与"积聚""疝癖""痞块"等病并称。"癥瘕"相当于西医学中的"盆腔炎性包块""子宫肌瘤""卵巢囊肿""子宫内膜异位综合征包块""多囊卵巢综合征"及某些恶性肿瘤。

　　此类疾病多数由情志失和引起。女性思虑较重，多愁善感，情志不遂，久郁伤肝，肝病及脾，致肝脾不和；或精神紧张、心情压抑，肝郁化火及胃，致肝胃不和。肝失疏泄，气机不畅，则情志更加抑郁；久郁不解，肝失柔顺舒畅之性，则情志更难条达。两者互为因果，最终气结便可成"癥瘕"。

　　癥瘕的主要病机是正气虚弱、血气失调，病位在子宫、胞脉、冲任。《金匮要略·妇人妊娠病脉证并治》云："妇人宿有癥病，经断未及三月，而得漏下不止，胎动在脐上者，为癥痼害妊娠也。所以血不止者，其癥不去故也，当下其癥，桂枝茯苓丸主之。"《医宗金鉴》云："凡治诸癥积，宜先审身形之壮弱，病势之缓急而治之，如人虚则气血虚弱，不任攻伐，病势虽盛，当先扶正气，而后治其病。若形证俱实，宜先攻其病也。经云：大积大聚，衰其半而止，盖恐过于攻伐伤其气血也。"

张老在治疗时认为，疾病在气者，理气行滞为主，佐以理血；在血者，活血破瘀散结为主，佐以理气。新病体质较强者，宜攻宜破；久病体质较弱者，可攻补兼施，随证施治。需遵循"衰其大半而止"的原则，不可猛攻峻伐，以免损伤元气。

验案

胡某，女，50岁，2021年9月4日初诊。

患者体检发现左侧附件囊肿2cm，伴乏力、腰酸、带下色白，苔薄，脉细。

中医诊断： 癥瘕（气虚湿阻）。

西医诊断： 卵巢囊肿。

治则： 疏肝益气，利湿散结。

处方： 郁金10g，制香附10g，丹参20g，党参20g，麦冬15g，炒白术20g，炒枳壳10g，川续断15g，桂枝10g，茯苓15g，牡丹皮10g，白鲜皮10g，蛇床子10g，生薏苡仁20g，苦参10g，猫爪草15g，夏枯草10g，佛手10g。水煎服，此方服用一月余。

二诊（2021年11月1日）：脘不胀，有时乏力，左下腹胀痛，腰酸，苔薄腻，脉细。拟用原法。

处方：生黄芪 20g，制女贞 15g，桂枝 10g，茯苓 15g，当归 10g，炒白芍 20g，党参 20g，麦冬 15g，炒白术 20g，炒枳壳 10g，生薏苡仁 20g，猫爪草 15g，木香 5g，水红花子 15g，半枝莲 20g，三叶青 6g，白英 20g，川续断 15g，蛇床子 10g，酸枣仁 15g。7 剂，水煎服。

三诊（2021 年 11 月 8 日）：腹痛已清，大便通畅，乏力改善，腰酸、少寐，苔薄腻，脉细。拟用原法。

处方：生黄芪 20g，制女贞 15g，丹参 20g，党参 20g，桂枝 10g，茯苓 15g，当归 10g，赤芍 20g，炒白术 20g，炒枳壳 10g，水红花子 15g，蒲公英 10g，猫爪草 15g，生薏苡仁 20g，蛇床子 10g，酸枣仁 15g，川续断 15g，郁金 10g，生牡蛎 20g（先煎）。7 剂，水煎服。

四诊（2021 年 11 月 15 日）：服中药两月余，复查附件囊肿消失，阴痒、带下、腰酸、少寐，苔薄腻，脉细。拟用原法巩固疗效。

处方：知母 10g，炒黄柏 10g，丹参 20g，川牛膝 15g，土茯苓 15g，党参 20g，麦冬 15g，炒白术 20g，炒枳壳 10g，苦参 10g，蛇床子 10g，白花蛇舌草 20g，仙鹤草 20g，川续断 15g，椿皮 10g，白英 20g，败酱草 20g，炒酸枣仁 15g，远志 5g。7 剂，水煎服。

【按语】

患者初诊时以卵巢囊肿为主要检查表现，属中医学中"癥瘕"范畴，伴乏力、腰酸，苔薄脉细，为气虚；带下色白为脾虚湿盛、气虚不摄，故辨为气虚湿阻。气虚无力行津，津液失布，聚集成湿，湿与气结，滞于冲任胞宫，结块积于小腹，发为囊肿。故张老以桂枝茯苓丸为主疏肝益气、利湿散结，方中黄芪、党参、茯苓、白术、薏苡仁益气健脾利湿；郁金、香附、佛手、枳壳疏肝理气；桂枝、茯苓、牡丹皮、丹参活血化瘀消癥；白鲜皮、蛇床子、苦参等燥湿止痒；猫爪草、夏枯草散结消肿；川续断、女贞子补益肝肾，强筋骨；麦冬滋阴防过燥。

二诊时患者腹胀痛加当归、芍药，暗含当归芍药散之意，并加半枝莲、三叶青、白英清热解毒；水红花子消瘀破积，健脾利湿；酸枣仁宁心安神。

三诊时患者腹痛清，乏力改善，仍存腰酸、少寐，故去当归，白芍改赤芍以清热凉血、活血散瘀；蒲公英清热解毒，消肿散结；生牡蛎咸寒软坚散结，并能敛阴潜阳重镇安神。

四诊时患者复查卵巢囊肿消失，唯留阴痒、带下、腰酸、少寐，故在原法基础上加知母、黄柏、苦参燥湿止痒；土茯苓、白花蛇舌草、椿皮、败酱草等清热解毒，清利下焦湿热；酸枣仁、远志宁心安神，继续巩固疗效。

郁金味辛、苦，性寒，归肝、肺、心经，有活血止痛、行气解郁、清心凉血之功；香附味辛、微苦、微甘，性平，归肝、脾、三焦经，功效疏肝解郁、理气宽中、调经止痛，为"气病之总司""气中血药""女科之主帅"，张老治疗妇科诸病时常用该药对。同时，张老注重顾护中土，遣方用药常以茯苓15g，白术20g，薏苡仁20g，枳壳10g健脾补土畅中。该患者癥瘕为病，气虚湿阻为证，经疏肝益气、利湿散结后，癥瘕消散，成效卓著。

崩漏

月经淋漓不断名为"漏"，忽然大下谓之"崩"。漏者崩之渐，崩者漏之甚，崩漏之疾，本乎一证，故临床多将"崩漏"并称。漏下之名出自《金匮要略·妇人妊娠病脉证并治》，其云："妇人有漏下者，有半产后因续下血都不绝者，有妊娠下血者。"《诸病源候论》云："妇人月经非时而下，淋漓不断，谓之漏下，忽然暴下，谓之崩中。"久崩不止，气血耗竭，必致成漏；久漏不止，病势日进，亦将成崩。二者互为因果，关系密切，且均耗血损气。

"崩漏"多由气虚不摄、脾胃虚损、肝旺血热、肾虚失固、劳伤冲任、气郁血瘀等所引起，离不开阴阳两面。《素问·阴阳别论》最早记载："阴虚阳搏，谓之崩。"《妇人大全良方》认为："经有常候也，皆因阴阳盛衰所致。"女子属阴，以血为主，由于经带胎产等生理特点，阴血易耗；且女子以肝为先天，肝藏血，体阴而用阳，阴血不足，易引起阴虚阳盛之迫血妄行，由于血得热则行，所以崩证属热者为多。故首辨"阴证"和"阳证"为大纲。朱丹溪云："崩漏有虚有热，虚则下溜，热则流通。"《临证指南医案》云："暴崩当温涩，久漏宜宣通。"《丹溪心法附余》中提出治崩三法"初用止血以塞其流，中用清热凉血以澄其源，末用补血以还其旧"。后世医家继承并发展了三法的内涵，归纳为"塞流、澄源、复旧"。

验案

宋某，女，36岁，2018年3月18日就诊。

患者月经来潮初时量多，色鲜红，夹块，继而淋漓不清已10余天，神疲腰酸，贫血貌，口干，苔薄质红，脉细。

中医诊断：崩漏（气血两亏，阴虚血热）。

西医诊断：功能失调性子宫出血。

治则：清热养阴，止血养血。

处方： 荆芥炭 10g，黄芩 10g，生地黄 20g，当归 10g，川芎 10g，炒白芍 20g，益母草 20g，炒刺蒺藜 10g，制香附 10g，川续断 15g，炒杜仲 15g，党参 20g，麦冬 15g，槐米 10g，仙鹤草 20g，阿胶 10g。7 剂，水煎服。

患者服 3 剂后月经已净。

【按语】

"崩""漏"皆因脏腑或冲任二脉损伤，血气虚弱不能约制。张老认为，崩漏病机以"热""虚""瘀"为主，出血期予止血方，血止期予固冲调经方，常用荆芥四物汤加减进行治疗。该方出自《医宗金鉴》，具有滋阴养血、止血调经的功效，对虚热所致崩漏效佳。一味黄芩制成芩心丸可"治妇人四十九岁已后，天癸当住，每月却行，或过多不止。黄芩新枝条者二两重，以米醋浸七日，炙干，又浸又炙，如此七次。上为末，醋糊丸如梧子大，每服七十九，空心，温酒下，日三服"。可见黄芩清热止血之奇效。

方中生地黄、麦冬清热凉血滋阴；加荆芥炭收敛凉血止血，仙鹤草补虚止血，槐米凉血止血，当归和阿胶补血止血；川芎、益母草行气活血通经；制香附为妇人要药，气分不可多，血分不可少；炒白芍、炒刺蒺藜平肝解郁，活血调经；川续断、炒杜仲补肾强腰固本。全方清热养阴、补血止血，3 剂即效如桴鼓。

月经过少

月经周期基本正常，经量明显减少，甚或点滴即净，或经期缩短不足两天，经量亦少者，称为"月经过少"，亦称"经水涩少""经量过少""经行微少"。"月经过少"在金元以前的医著中归在"月经不调"范畴。《素问》首提病机为"寒凝",《金匮要略》称为"经水不利",《诸病源候论》称为"月水不利候"。

月经之本是血,血的生成有三:精化血,中焦受气取汁化生血液,营气注于脉中为血。前者为肾精的功能,后两者即脾胃生化气血的过程。所以,脾肾为月经所行之血提供源泉,但调节月经按期而至的最后一个重要环节是肝,肝藏血主疏泄,故女子以肝为先天。肝体阴而用阳,即以阴血为体,阳气为功能。张老治疗月经病多以疏肝养血调经为大法。

验案

朱某,女,34岁,2021年2月22日初诊。

患者月经量少,经前胸胀,口干,腰酸,苔薄,脉细。

中医诊断:月经过少(肝血亏虚)。

西医诊断:月经失调。

治则:疏肝养血调经。

处方:郁金10g,制香附10g,丹参20g,党参20g,麦冬15g,当归10g,酒白芍20g,鸡血藤20g,八月札10g,炒白术20g,炒枳壳10g,茯苓15g,生薏苡仁20g,天花粉10g,生甘草5g。7剂,水煎服。

二诊(2021年3月8日):月经来潮,少腹冷胀喜温,腰酸,苔薄,脉细。拟用疏肝益气、温经行气之法。

处方:党参20g,麦冬15g,制香附10g,当归10g,酒白芍20g,川芎10g,鸡血藤20g,炒刺蒺藜15g,乌药10g,炒小茴香10g,艾叶10g,川续断15g,炒白术20g,炒枳壳10g,炙甘草10g。5剂,水煎服。

三诊(2021年3月15日):月经已清,经期前5天经量较上月增多，口干、有时腰酸，苔薄，脉细。拟用益气养血调经之法。

处方：炙黄芪20g，党参20g，当归10g，酒白芍20g，鸡血藤20g，制香附10g，月季花10g，茯苓15g，生薏苡仁20g，炒白术20g，炒枳壳10g，淫羊藿15g，川续断15g，天花粉10g，炙甘草10g。7剂，水煎服。

【按语】

此案以逍遥散为主方加减，方中郁金、制香附、八月札疏肝理气，其中郁金为血中之气药，活血止痛，行气解郁；香附为气中之血药，疏肝解郁，理气调中，调经止痛。当归、酒白芍、鸡血藤、丹参养血活血，调经止痛；党参、白术、茯苓、薏苡仁、枳壳益气健脾，行气消胀；麦冬养阴润肺，清心除烦；天花粉清热泻火，生津止渴；甘草调和诸药。

二诊时患者月经来潮，因少腹冷胀喜温、腰酸，改以温暖胞宫补肾为治，去郁金，加刺蒺藜、川芎疏肝活血行气止痛；乌药、小茴香、艾叶温经散寒止痛；川续断补益肝肾。

三诊时患者经量已较上月增多，经后当以"补"为主，故在疏肝健脾养血的基础上加炙黄芪补气养血；淫羊藿合川续断温补肝肾，强筋骨；月季花又名月月红，以其月之开放，不失经行常度，合制香附以活血调经。

绝经前后诸证

妇女在绝经前后出现烘热面赤，进而汗出，精神倦怠，烦躁易怒，头晕目眩，耳鸣心悸，失眠健忘，腰背酸痛，手足心热，或伴有月经紊乱等与绝经有关的症状，称为"绝经前后诸证"，亦称"经断前后诸证"。这些症状往往参差出现，轻重不一，持续时间或长或短，短者仅数月，长者迁延数年。1994 年世界卫生组织召开有关绝经的研究进展工作会议，推荐采用"围绝经期"的概念，包括绝经前期、绝经、绝经后期的 3 个阶段。在此期间，因性激素分泌量减少，出现以自主神经功能失调为主的症候群，西医学称"围绝经期综合征"，原称"更年期综合征"。

本病的发生与绝经前后的生理特点有密切关系。《素问·上古天真论》曰："七七，任脉虚，太冲脉衰少，天癸竭，地道不通，故形坏而无子也。"妇女 49 岁前后，肾气由盛渐衰，天癸由少渐至衰竭，冲任二脉气血也随之而衰少。在此生理转折时期，受内外环境的影响，如素体阴阳有所偏胜偏衰、素性抑郁、宿有痼疾，或家庭、社会等环境改变，易导致肾阴阳失调而发病。治疗原则是调燮阴阳，调和营卫。药宜柔润，切忌刚燥，处方立法均须顾及脏腑阴阳的协调，必善用张景岳"善补阳者，必于阴中求阳，则阳得阴助而生化无穷；善补阴者，必于阳中求阴，则阴得阳升而泉源不竭"的理论，辨别脏腑阴阳盛衰，审证求因，审因论治，以平为期，求得机体脏腑功能的平衡和协调。

验案

吴某，女，59 岁，2021 年 7 月 29 日初诊。

患者潮热出汗、乏力、少寐、口干，大便通畅，苔薄，脉细。

中医诊断： 绝经前后诸证（肾阴亏虚）。

西医诊断： 围绝经期综合征。

治则： 益气养阴，滋肾清热。

处方： 北沙参 15g，麦冬 15g，郁金 10g，香附 10g，丹参 20g，党参 20g，炒白术 20g，炒枳壳 10g，酒白芍 20g，淫羊藿

15g，糯稻根 20g，牡丹皮 10g，地骨皮 15g，银柴胡 10g，五味子 5g，山茱萸 10g，煅牡蛎 20g（先煎），麻黄根 15g。7 剂，水煎服。

二诊（2021 年 8 月 5 日）：乏力改善，潮热减轻，睡眠好转，腰酸、出汗，苔薄，脉细。拟用原法。

处方：知母 10g，生地黄 10g，川牛膝 15g，丹参 20g，炒党参 20g，麦冬 15g，炒白术 20g，炒枳壳 10g，天麻 10g，秦艽 10g，徐长卿 10g，地骨皮 15g，银柴胡 10g，山茱萸 10g，佛手 10g，酒白芍 20g，鸡内金 10g，五味子 5g。7 剂，水煎服。

【按语】

本病患者素体阴虚血少，肾气渐衰，天癸渐竭，精亏血少，复加忧思失眠，营阴暗损，精血耗伤，或失血大病，阴血耗伤，肾阴更虚，脏腑失养，遂致经断前后诸证发生。肝藏血、肾藏精与之密切相关，精血相生，乙癸同源而司下焦，为冲任之本，故女科治疗首重肝肾。腰为肾府，肾主骨，精亏血少故腰酸腿软；肾阴不足，阴不维阳，虚阳上越故烘热汗出；水亏不能上制心火，心神不宁故少寐；肾阴不足，阴虚内热，津液不足，故五心烦热、口燥咽干、排便不畅。

此案的治疗以滋肾养阴清热为大法，先治其标，故一诊淫羊藿温补肾阳，山茱萸补肝肾之阴，两者合用滋肾，平衡阴阳；银柴胡、牡丹皮、地骨皮清虚热、止虚汗；徐长卿、牡丹皮有镇静、镇痛、降压、降血脂、增加冠状动脉血流量、改善心肌代谢、缓解心肌缺血等作用，张老常经验性用于清虚热；北沙参、麦冬养阴宁心润燥；五味子滋肾、敛汗、生津；党参、白术、炒枳壳益气健脾行气；酒白芍敛阴止汗；麻黄根、糯稻根收涩止汗；煅牡蛎收敛止汗，并重镇潜阳安神。此类患者多忧郁，肝气郁而不畅，故加郁金、香附行气解郁。

二诊时该患者乏力潮热均有所改善，但仍有腰酸、出汗，改以培本补肾巩固，故用知母、生地黄滋肾阴、清虚热；天麻、川牛膝补益肝肾，其中天麻含天麻素，药理上有较强镇静作用，能助眠；川牛膝引火下行并具清热之力。

经闭

发育正常的女子，平均在 14 岁来月经，如果超龄过久（一般是年过 18 岁）仍无月经；或已来过月经，非因妊娠、哺乳而月经中断 3 个月以上，同时出现病状，称为"经闭"或"不月"。西医学把前者称为原发性闭经，后者称为继发性闭经。《素问·阴阳别论》云："二阳之病发心脾，有不得隐曲，女子不月。"《素问·评热病论》曰："月事不来者，胞脉闭也。胞脉者属心，而络于胞中。今气上迫肺，心气不得下通，故月事不来也。"

冲脉为"十二经之海"，且"冲为血海""任主胞胎"。肝藏血与冲脉相连，肾系胞宫与任脉相连；脾统血主运化，为气血生化之源；心主血，心气下通，使月经正常来潮。女子以血为本，血为气母，气为血帅，月经的构成有赖于气血的生化调节。故闭经的形成与经络、气血、脏腑功能失调有密切的关系。总其临床诸证，有肝肾不足、气血两虚、肝郁气滞（或气滞瘀阻）、痰湿阻络、寒凝血滞、热结血滞等，但不外乎虚实二端。虚者源断其流，实者邪气阻隔、经血不通。张老认为治疗应循"虚则补之，实则泻之"的规律，虚者益气养血，补肾益阴，以滋养经血之源；实者治以行气活血通脉，去除邪气，疏通冲任。临证需辨证与辨病相结合，中西药并进，可奏捷效。

验案

金某，女，22岁，2020年3月9日初诊。

月经两月未至，无明显不适，面色较苍黄、口干、睡眠一般、排便欠畅，苔薄，脉细。

中医诊断： 经闭（气血两虚）。

西医诊断： 继发性闭经。

治则： 疏肝养血调经。

处方： 炙黄芪20g，党参20g，麦冬15g，当归10g，炒白芍20g，川芎10g，鸡血藤20g，茜草15g，茯苓15g，生薏苡仁20g，郁金10g，制香附10g，炒酸枣仁15g，焦栀子10g，炙甘草10g，川牛膝15g，丹参20g。7剂，水煎服。

患者服用两剂后月经来潮，建议继续尽剂。两个月后，患者因月经又未至前来调理，再用上法服3剂月经来潮。

【按语】

本例患者乃气血不足、冲任亏虚、精血乏源所致经闭，病位在肝、肾。虚证当通补，以补为主，以通为辅。方中炙黄芪、党参、炙甘草益气健脾；茯苓、生薏苡仁和中健脾，护胃除湿；当归、白芍、丹参、鸡血藤、茜草养血活血通经，缪希雍说："茜草，行血凉血之要药也。非苦不足以泄热，非甘不足以活血，非咸不足以入血软坚，非温少阳之气不足以通行，故主痹及疸。"配血中气药川芎，行经脉之闭塞。女子以肝为先天之本，用酸枣仁能均补五脏，养肝宁心安神，《名医别录》记载其能"补中，益肝气，坚筋骨，助阴气"，《本草汇言》记载酸枣仁有敛气安神、荣筋养髓、和胃运脾的功效。郁金、香附行气疏肝解郁，川牛膝活血并引血下行，焦栀子清火通便。全方通过健脾气、养肝血、疏郁结，使冲任血海得养，则经血自然而下。

阴痒

阴痒又名"阴门痒""外阴瘙痒"，指妇女外阴及阴中瘙痒，甚则波及肛门周围，痒痛难忍，坐卧不宁。"阴痒"病名出自《肘后备急方》，相当于西医学的"阴道炎"，主要症状为异常白带增多，伴有阴部瘙痒，常可有阴道烧灼感、疼痛和性交痛，有时还可出现尿频、尿痛。本病的病原体最常见为滴虫（阴道毛滴虫）、霉菌（白色念珠菌）及普通化脓菌，其他如淋菌、病毒（疱疹病毒、巨细胞病毒）等。

本病多因脾虚湿盛，郁久化热，湿热蕴结，注于下焦；或忧思郁怒，肝郁生热，挟湿下注；或因外阴不洁，久坐湿地，病虫乘虚侵袭；或年老体弱，肝肾阴虚，精血亏耗，血虚生风化燥，而致外阴干涩作痒。肝经之脉循阴器、络少腹，若肝郁化火，肝郁脾虚，湿热内蕴，流注会阴则阴部瘙痒，带下多有味。对于因不洁而致阴痒者，中医学早有认识，《诸病源候论·妇人杂病诸候》云："妇人阴痒是虫食所为。三虫、九虫在肠胃之间，因脏虚，虫动作，食于阴，其虫作势，微则痒，重者则痛。"《女科经纶·杂证门》云："妇人有阴痒生虫之证也，厥阴属风木之脏，木朽则蠹生，肝经血少，津液枯竭，致气血不能荣运，则壅郁生湿，湿生热，热生虫，理所必然。"《疡医大全·前阴部》云："妇人阴户作痒，乃肝脾风湿流注，亦有肝火郁结而成。"临床中以湿热最为多见，张老认为治疗应以清热、除湿、疏风为主，对肝肾阴虚证则治以滋阴补肾、柔肝疏风。在内服药物的同时，还当配合外治，并保持下阴清洁。

验案

徐某，女，49岁，2021年6月21日初诊。

患者阴痒、带下，白带呈泡沫状、量多，白带常规找到滴虫，腰酸，口不干，大便通畅，苔白，脉濡。

中医诊断：阴痒（湿热下注）。

西医诊断：滴虫性阴道炎。

治则：燥湿清热，杀虫止痒。

处方：知母10g，炒黄柏10g，川牛膝15g，苍术10g，土茯苓20g，苦参10g，白鲜皮10g，蛇床子10g，黄芩10g，生薏苡仁20g，川续断10g，白英20g，椿根皮10g，木槿花10g，败酱草20g，牡丹皮10g，麦冬15g，生甘草5g。7剂，水煎服。

二诊（2021年6月28日）：阴痒带下改善，腰不酸，阴道分泌物减少，阴道前庭大腺炎症，局部肿痛，阴道前庭充血，苔白，脉濡。拟用燥湿清热之法。

处方：知母10g，炒黄柏10g，川牛膝15g，蒲公英10g，紫花地丁10g，天葵子10g，野菊花10g，当归10g，皂角刺10g，炒白术10g，炒枳壳10g，白鲜皮10g，苦参10g，白英20g，牡丹皮10g，天花粉10g，生薏苡仁20g，生甘草5g。7剂，水煎服。

病后随访，加减共服14剂，带下已清，局部肿痛消退。

【按语】

肾为先天之本，脾为后天之本。肾虚则脾失健运，水湿内停，郁久化热，湿热下注，湿盛亦能生虫，则见带下多，如水状；虫邪严重则带下呈脓涕状，有臭味；湿热熏蒸，则阴中灼热感，外阴瘙痒；肾主骨，腰为肾之外府，肾虚则腰酸肢软。如湿热郁遏，损伤阴络，血溢于外，或可见赤白带下或赤带；如肾虚膀胱气化不利，或可见尿频尿痛；如肾气不足，肾精亏损，不能上荣，或可见头晕目眩、耳鸣健忘；如湿邪黏腻重浊，湿热蕴于下焦，则下焦气机不畅，或可见下腰部及小腹坠胀不适。

此案张老选用清热燥湿之四妙丸加减，佐以解毒杀虫。方中知母清热泻火；黄柏寒凉苦燥，其性沉降，善清下焦湿热，使邪从小便去；苍术辛苦而温，其性燥烈，可健脾运以治生湿之本，亦可芳化苦燥以除湿阻之标；薏苡仁健脾燥湿；川牛膝性善下行，利水通淋，引热从小便而去；黄芩助清热燥湿，泻火解毒；牡丹皮清热凉血活血；蛇床子、苦参、白鲜皮清热燥湿，杀虫止痒；椿根皮清热燥湿，止带；土茯苓清热解毒，除下焦湿热；白英、木槿花、败酱草清热解毒，凉血利湿，消痈排脓；川续断辛苦而微温，入肝、肾经，补益肝肾；麦冬养阴清热；甘草调和诸药。

二诊时患者阴道前庭大腺炎症，局部肿痛，阴道前庭充血，故合五味消毒饮加减，以清热解毒、消散疔疮。其中蒲公英清热解毒，消痈散结；紫花地丁清热解毒，凉血消痈；野菊花、天葵子清热解毒而治痈疮疔毒；皂角刺能泄血中风热风毒，与当归相配活血止痒。

带下病

带下病是指因卵巢功能衰退，雌激素水平降低，阴道壁萎缩，黏膜变薄，上皮细胞糖元含量减少，酸度降低，局部抵抗力减弱，致病菌侵入引起炎症。临床可见阴道分泌物增加，有时呈水样，感染严重时分泌物可转变为脓性并有臭味，偶有点滴出血。患者阴道有灼热感，下腹部下坠感明显，盆腔酸胀不适。如果累及前庭及尿道口周围黏膜，还可出现尿频、尿急、尿痛等尿道刺激症状。《内经》云："七七，任脉虚，太冲脉衰少，天癸竭，地道不通，故形坏而无子也。"说明了妇女绝经后，由于天癸竭，肾气衰，易导致湿热流注下焦，遂成带下病。

本病的发生多因患者年老体弱，肝肾亏损，任脉失荣，太冲脉衰少，天癸杜竭，阴血不足，血海不能按时满盈而经水闭绝，胞宫及外阴、阴中得不到气血濡养而渐致萎缩变薄；或阴虚火旺，伤阴灼络而致，遂至发阴痒、带下等症。本病与肝、脾、肾三脏密切相关，肝藏血，主筋；肾藏精，主前后二阴。阴道为经络丛集之处，宗筋聚集之所，冲任与足三阴经均循此而过。

多数的老年性阴道炎均呈湿热证表现，按治疗原则应急当治标，选用清利湿热或杀虫之剂，但老年人脾肾已渐衰，在治疗中更当要照顾脾肾，即一面清利湿热，另一面要健脾补肾，才能获得远期效果。

验案

张某，女，73岁，2021年7月15日初诊。

患者患老年性阴道炎，带下色黄、乏力、腰酸、心烦、少寐，苔薄白，脉细。

中医诊断：带下病（肾气亏虚，兼有湿热下注）。

西医诊断：老年性阴道炎。

治则：疏肝益气，滋肾清热。

处方：党参20g，麦冬15g，丹参20g，郁金10g，酒白芍20g，椿根皮10g，白花蛇舌草20g，酸枣仁15g，合欢皮10g，首乌藤 30g，桑寄生 15g，川续断 15g，炒杜仲 15g，炒白术 20g，炒枳壳 10g，茯苓 15g，生薏苡仁 20g，炙甘草 10g。7 剂，水煎服。

二诊（2021 年 7 月 22 日）：乏力改善，带下减轻，少寐、腰酸，苔薄，脉细。拟用原法。

处方： 党参 20g，麦冬 15g，丹参 20g，酒白芍 20g，椿根皮 10g，木槿花 10g，酸枣仁 15g，合欢皮 10g，川续断 15g，炒杜仲 15g，巴戟天 15g，山茱萸 10g，炒白术 20g，炒枳壳 20g，茯苓 15g，生薏苡仁 20g，鸡内金 10g，生甘草 5g。7 剂，水煎服。

【按语】

初诊时方中郁金行气解郁，凉血清心；白芍养血柔肝敛阴；党参、炒白术、茯苓、薏苡仁补气健脾，理气宽中；丹参活血清心，安神除烦；酸枣仁、合欢皮、首乌藤解郁宁心安神；川续断、杜仲、桑寄生补益肝肾，强筋健骨；麦冬养阴润肺；白花蛇舌草清热解毒，利湿通淋；椿根皮清热燥湿，收敛止带，杀虫；甘草调和诸药。

二诊时症状改善，去清热解毒利湿之白花蛇舌草，加甘苦凉之木槿花与椿根皮相配，以清热解毒、凉血止带为主；山茱萸、巴戟天一阴一阳滋肾固本；山茱萸酸温补益肝肾，亦能涩精固脱；鸡内金健脾和胃，亦能涩精止带。

滑胎

滑胎指堕胎、小产发生 3 次或 3 次以上，或屡孕屡堕，西医学称为习惯性流产。经多次流产，冲任受损，胞宫亏虚，肾精虚损，故多体虚为基。"虚则补之"是滑胎病的主要施治原则，并应注意"预防为主"与"防治结合"的原则。在未孕前就宜补肾健脾、益气养血、调固冲任以进行调补；妊娠或怀疑有孕之后，即应进行保胎治疗，勿至出现流产先兆症状后才进行保胎，彼时气虚血弱，难固胎元。服药时间应超过以往滑胎月份之后，且无胎漏、胎动不安征象，或 B 超提示胎儿正常发育时，方可停药观察。

验案

赵某，女，39 岁，2020 年 3 月 4 日初诊。

患者已连续流产 5 次，为防止旧病重演，特来求中医保胎。半年前，妊娠 3 月余时胎死腹中，诊为难免流产。近期已停经 50 天，尿妊娠试验阳性，纳呆、恶心、口干、乏力、腰酸，苔薄白，脉滑细。

中医诊断：滑胎（脾肾两虚）。

西医诊断：习惯性流产。

治则：益气健脾，补肾安胎。

处方：生黄芪 20g，党参 20g，麦冬 15g，炒白术 20g，姜竹茹 10g，砂仁 3g（后下），焦栀子 10g，黄芩 10g，当归 10g，酒白芍 20g，桑寄生 15g，川续断 15g，炒杜仲 15g，苎麻根 20g，炙甘草 10g，鸡内金 10g，制香附 10g。7 剂，水煎服。

此后依上方加减服用近 5 个月之久，B 超检查胎儿发育正常，停止服药，并继续随诊。后剖宫产一男婴，体重 6 斤余。

20 余年前，张老曾用同样方法治疗一例习惯性胚胎发育不良死胎之妊妇，后其获妊娠，自然分娩，胎儿健康成长。

【按语】

患者连续流产 5 次，损任伤冲，肾精匮失，元气大伤。肾精匮乏，肾气肾阴亦虚，阴液不滋，阳气不振，故见口干、乏力；腰府失养，故见腰酸；脉滑细亦为妊娠肾精不足之象；纳呆、恶心一为妊娠早期反应，一为胞宫屡伤，先天损伤，累及后天脾胃，脾胃为伤，无力运化水谷，升降失常，乃见不思饮食，恶心等中焦运化失常之象。辨为脾肾亏虚证，拟用补气健脾、固肾安胎之法。

方中生黄芪、党参、炙甘草、炒白术益气健脾，补气固摄；杜仲、川续断、桑寄生平补肝肾，稳固胎元；麦冬滋阴；当归、白芍柔肝养血，滋养胎元；香附理气，助疏肝养血；黄芩、苎麻根清热安胎；砂仁理气安胎；栀子泻火除烦；竹茹除烦止呕安胎；鸡内金消食和胃，助脾胃升降。

此方总以安胎为法，当中有补气安胎之白术，补肾安胎之桑寄生、杜仲，清热安胎之黄芩、苎麻根、竹茹，理气安胎之砂仁。上述药物在针对性发挥清热、理气等功效之外，均具有安胎之效。再加黄芪、当归、白芍、香附等，加强补气养血、理气健脾和胃之功。患者屡孕屡堕，除脾肾损伤之外，精神多不济，悲伤气结，生郁化火，故在补益同时，宜注意清泻郁火、理气安胎。患者肾精得充，脾胃得养，情志得舒，先天后天均得养固，故胎元固摄有力，滋养有源，乃为稳固安宁。

"产前宜凉，产后宜温"是张老治疗胎产之大法。治疗滑胎除固肾外，补气也十分重要，气充才能固胎，故治滑胎必用参芪。

缺乳

产后哺乳期内，乳汁甚少，或无乳可下，称为"缺乳"，又称"产后乳汁不行""乳少""无乳""乳难"。《傅青主女科》提出："夫乳乃气血之所化而成也，无血固不能生乳汁，无气亦不能生乳汁。""凡病起于血气之衰，脾胃之虚，而产后尤甚。""新产之妇，血已大亏，血本自顾不暇，又何能以化乳？乳全赖气之力，以行血而化之也。今产后数日，而乳不下点滴之汁，其血少气衰可知。气旺则乳汁旺，气衰则乳汁衰，气涸则乳汁亦涸，必然之势也。"论治"缺乳"应着眼于气血，虚则补之，实则疏之，"阳明之气血自通，而乳亦通矣"。宋代陈无择《三因极一病证方论》分虚实论缺乳："产妇有两种乳脉不行。有血气盛而壅闭不行者，有血少气弱、涩而不行者。虚当补之，盛当疏之。"

验案

罗某，女，29岁，2019年12月9日初诊。

患者产后14天，乳汁缺少，乳房不胀，苔白稍腻，脉细。

中医诊断：缺乳（气血亏虚兼湿阻）。

西医诊断：缺乳症。

治则：化湿健脾，滋肾通乳。

处方：藿香10g，佩兰10g，炒白术20g，生薏苡仁20g，炙黄芪20g，党参20g，当归10g，通草5g，漏芦10g，王不留行20g（包煎），蒲公英10g，鹿角霜20g（先煎），炒枳壳10g，山药15g，鸡内金10g，炙甘草10g。5剂，水煎服。

患者服用上方后乳汁较前增多，拟用原法再服7剂。

【按语】

脾为后天之本，胃为水谷气血之海，脾胃为气血生化之源。脾胃功能正常，气血化生充足，乳汁生化盛达；脾主升清，脾气健运才可将水谷精微转化而上输于乳络，但产后多见营养过剩或素体肥胖，出现脾虚湿困、湿气交阻而缺乳。化湿健脾去痰浊则通路畅，补肾填精、益气养血则化源足，活血通经方能下乳。

方中藿香、佩兰醒脾化湿；白术健脾燥湿；薏苡仁健脾利水渗湿；炒枳壳理气宽中，行气消胀；炙黄芪、党参、当归益气生血；鹿角霜温补督脉，添精益血，温肾之阳；山药益肺脾肾之阴，增先天之化源；鸡内金健胃消食，增加后天之化源；王不留行、通草、漏芦活血通经下乳；蒲公英清热解毒，消肿散结，药理上有疏通乳脉管之阻塞、促进泌乳的作用，《梅师集验方》记载蒲公英捣敷外用治产后不自乳儿、蓄积乳汁；甘草补气，调和诸药。

🪷皮肤科验案

湿疮

湿疮是一种由多种内外因素引起的过敏性炎症性皮肤病，以多形性皮损，对称分布，易于渗出，自觉瘙痒，反复发作和慢性化为临床特征。中医文献记载有"浸淫疮""血风疮""粟疮"等多种名称，相当于西医的"湿疹"。

《金匮要略》中称之为"浸淫疮"，隋代《诸病源候论》中有"湿疮"的详细记述："肤腠虚，风湿搏于血气，生痾疮。若风气少，湿气多，其疮痛痒，搔之汁出，常濡湿者。此虫毒气深，在于肌肉内故也。"因部位不同而有多种命名，如生在手足部叫"疭疮"，生在耳部叫"旋耳疮"，生在脐部叫"脐疮"，生在阴囊部叫"肾囊风"，生在下肢叫"血风疮"，生在乳部叫"乳头风"。

湿疮总由禀性不耐、风湿热之邪客于肌肤而成，或因脾胃虚弱、运化失调，或由某些食物，如辛辣鱼腥动风之品，或与精神紧张、过度劳累、情志变化、神经因素等有关。急性者以湿热为主；亚急性者多与脾虚不运、湿邪留恋有关；慢性者因病久伤血，血虚生风生燥，肌肤失去濡养而成。清热利湿止痒为湿疮的主要治法，急性者以清热利湿为主，慢性者以养血润肤为主。

验案一

徐某，男，12岁，2021年12月3日初诊。

患儿半月余前无明显诱因出现口唇局部红疹、水疱，伴瘙痒，家属诉患儿不时以舌舔患处，致湿疹范围扩大，上至人中，下至下颌中部，双侧至颊部，苔薄，脉平。

中医诊断： 湿疮（湿热内蕴）。

西医诊断： 湿疹。

治则： 清热燥湿，疏风凉血。

处方： 炒苍术10g，炒黄柏8g，川牛膝10g，薏苡仁10g，白鲜皮8g，蝉蜕4g，紫草8g，赤芍10g，牡丹皮8g，太子参10g，麦冬10g，茯苓10g，炒枳壳8g，炒刺蒺藜8g，苦参6g，土茯苓10g，鸡内金10g，生甘草4g。7剂，水煎服。

另局部涂紫草膏，每日两次。7日愈。

【按语】

患儿急性起病，属急性湿疮，以口唇局部出现红疹、水疱伴瘙痒为主症。小儿喜食辛辣、肥腻、甘甜之品，易滋碍中焦，酿湿生热。脾胃为湿热所困，运化失健，湿热无所出，脾开窍于口，湿热困脾，蒸灼口唇，发为湿疮。治以清热燥湿、凉血疏风之法。

四妙丸出自清末张秉成著《成方便读》，源自《丹溪心法》之二妙散（黄柏、苍术），二妙散主治湿热下注证，功效清热燥湿；加牛膝为三妙丸，载于明代虞抟所著《医学正传》；二妙加薏苡仁、牛膝成四妙丸，用于由湿热下注引起的两足麻木、下肢痿弱、筋骨疼痛、足胫湿疹痒痛。四妙丸与二妙散相比，清热利湿之功更著，且兼可补益肝肾。方以黄柏清热燥湿，直达下焦为君；苍术燥湿健脾为臣；川牛膝补肝肾，强筋骨，通利血脉，兼可引药下行，有清热之力，同时为佐药、使药；薏苡仁渗湿健脾除痹，导湿热于小便出，为佐药。苍术和薏苡仁配伍，清热之力更雄，燥湿之功更峻，强化健脾利湿之功，断湿热之源。全方配伍寒热并用、补泻同施。

本案以四妙丸为基础，再加白鲜皮、苦参清热利湿止痒；蝉蜕、炒刺蒺藜疏风止痒；紫草、赤芍、牡丹皮清热凉血活血；土茯苓解毒利湿；麦冬滋阴降火润燥；太子参、茯苓、炒枳壳益气健脾，祛湿行气；鸡内金消食健胃和中；生甘草清热解毒。诸药相济，共奏疏风凉血、利湿清热之功。

考虑患者年幼，总体药量较成人少，以防药力峻猛，攻伐小儿。

验案二

范某，男，72岁，2021年6月13日初诊。

患者多年来全身散在红斑时有发作，今日又患遍布躯干与四肢，大小不等，大者如铜钱，不高出皮面，色鲜红，瘙痒，口干，排便不畅，苔薄腻，脉细。

中医诊断：湿疮（风毒之邪，热在营血）。

西医诊断：慢性湿疹。

治则：疏风清热，凉血消斑。

处方：生地黄20g，玄参20g，牡丹皮10g，赤芍20g，水牛角20g（先煎），蝉蜕5g，蛇蜕5g，川牛膝15g，白鲜皮10g，地肤子15g，浮萍20g，炒刺蒺藜15g，钩藤15g（后下），当归10g，皂角刺10g，焦栀子10g，茯苓15g，薏苡仁20g，炒枳壳10g，生甘草5g。7剂，水煎服。

另蕲蛇粉3g，每日吞服。

二诊时全身红斑基本消退，仅剩下淡红色斑影，瘙痒改善，苔薄白，脉细。拟用原法。

原方去皂角刺，加炒白术20g，续服7剂。

【按语】

患者全身散在红斑发作多年，多为热毒壅聚。热毒壅聚，营气郁滞，气滞血瘀，聚而成形，故见红斑；风邪善动不居、轻扬开泻，引动邪毒遍布四肢；兼有火热之邪，故斑色鲜红；热盛伤津则口干；燥热内结，则大肠干燥，排便不畅。

方中白鲜皮、地肤子、浮萍祛风利湿止痒；蝉蜕、蛇蜕、川牛膝能祛风清热、透疹止痒，为张老喜用药组，其含"天人合一"理念，"以皮治皮"。因蛇蜕为皮，故善治皮肤及一切风淫疥癣之疾。《本草从新》言蛇蜕轻宣，去风毒，性窜而善去风，属皮而性善蜕，故治皮肤疮疡。现代药理研究表明，此三药中所含的蜕皮激素具较好免疫抑制和抗过敏作用。栀子苦寒泻火，清热燥湿；生地黄、玄参、赤芍、牡丹皮、水牛角清营凉血，养阴生津，以防热盛过度耗伤津液；钩藤、炒刺蒺藜平肝散风行血；皂角刺，辛温，归肝、肺经，能消毒透脓、搜风、杀虫止痒，《医学入门》称其为"诸恶疮癣及疬风要药"，《本草汇言》记载："皂荚刺，拔毒祛风。凡痈疽未成者，能引之以消散，将破者，能引之以出头，已溃者能引之以行脓。于痈毒药中为第一要剂。又泄血中风热风毒，故厉风药中亦推此药为开导前锋也。"皂角刺配当归活血止痒，是张老常用药对，无论凉血、养血、活血均暗含"治风先治血，血行风自灭"之意。久病伤脾，且药物寒凉，需兼顾脾胃，故用枳壳、薏苡仁、茯苓健脾利湿行气；生甘草清热解毒，调和诸药；蕲蛇，味甘、咸，性温，有大毒，张老言其为搜风要药。蛇性善窜善蜕，亦如风之善行数变，故透经络，搜风邪，内走脏腑，外达皮肤，能治诸风诸痹一切疬癞等疾。诸药合用，共奏疏风凉血、清热解毒之效。

附：蜕皮激素

蜕皮激素最初在昆虫中发现，因其能够诱导蜘蛛、昆虫、甲壳类动物蜕皮或者脱落外甲而得名。

蜕皮激素是一类具有强蜕皮活性的物质，具有促进细胞生长的作用，能够刺激真皮细胞分裂，产生新的表皮而使昆虫蜕皮。它对人体有促进蛋白质合成的作用，属于昆虫生长代谢调节激素。1954年，德国昆虫学家Butenandt等从500kg蚕蛹中分离出250mg昆虫变态活性物质。1966年首次报道在植物界也有蜕皮激素的存在，人们发现，蜕皮激素在植物界的分布不仅较动物界高，而且范围广泛、资源丰富。许多羊齿类植物和高等植物的根和叶中都含有这类化合物，如牛膝、川牛膝、桑叶、白毛夏枯草、泽泻、罗汉松、紫杉、乌毛蕨及紫箕等蕨类均含有其类似物。正是对于蜕皮激素作用机制的研究，使人们认识到甾体物质是通过改变遗传活性、影响遗传信息的转录而发挥作用的。近20年来的研究发现，蜕皮激素对于高等动物同样表现出较强的药理活性。

由于脊椎动物中不存在蜕皮激素受体，因此植物来源的蜕皮激素对哺乳动物并不会造成危害。其结构与雄激素类似，哺乳动物摄入后具有类似于同化雄性类固醇的作用，但没有雄激素活性，因此安全性较同化雄性类固醇要高，被认为是同化雄性类固醇的良好替代物。其作用主要表现在增加肌肉纤维的合成、降低身体的脂肪、降低血糖和胆固醇、正向调节免疫以保护神经系统等方面。

现在市面上常见的蜕皮激素为β-蜕皮甾酮，其主要来源于露水草，能促进人体内蛋白质，尤其是肝脏蛋白的合成，可以清除体内胆固醇的积累，抑制血糖上升，并有降低血脂和血压的作用等。研究表明，β-蜕皮甾酮具有显著的通过增加氨基酸装配成蛋白链，从而刺激肌肉细胞质中蛋白质合成的能力，而且该能力回溯至蛋白质生长的转译和迁移过程。蜕皮激素有益于健康且安全，其有助于稳定被皮质醇伤害的细胞，使能量合成步骤正常化，改善肝功能，从而使有机体能迅速适应环境和压力变化。

而土克甾酮是天然存在于新疆筋骨草中的生物活性最强的蜕皮激素之一，可有效协助蛋白质的合成代谢。最新研究表明，土克甾酮在促进蛋白质合成及增肌方面效力更强，效果优于其他蜕皮激素。到目前为止的研究表明，土克甾酮可能有助于促进脂质和碳水化合物代谢，改善蛋白质合成，帮助增加肌肉和力量。这些作用意味着土克甾酮可能作为受体激动剂引发合成代谢和适应性反应，而其潜在的促进脂肪和碳水化合物代谢作用可能有助于减少脂肪和保持健康。

湿热疮

中医学认为湿热疮的发生，多系素体血热，湿热内蕴，风邪外侵，风、湿、热三邪搏于肌肤，致血行不畅、营卫失和而发生。故张老认为对本病的治疗，应以疏风祛湿、清热解毒、凉血和营为法，从风、湿、血3个角度考虑。又因肺主皮毛、肝藏血之缘故，治疗用药上除了祛风、清热、凉血之外，还要辨证以补益肝肾、润肺养阴。

验案

王某，女，76岁，2021年8月18日初诊。

患者颜面潮红近1周，双侧面颊部潮热，局部可见红斑，轻度瘙痒，遇热或照见太阳光症状加重，无脱屑症状，口干、大便不畅、心烦，苔薄，脉细。

中医诊断：湿热疮（阴虚火旺，血虚风燥）。

西医诊断：过敏性皮炎。

治则：清热凉血，疏风润燥。

处方：生地黄20g，知母10g，炒黄柏10g，川牛膝15g，焦栀子10g，黄芩10g，水牛角20g（先煎），紫草10g，牡丹皮10g，赤芍20g，当归10g，蝉蜕5g，白鲜皮10g，炒枳壳10g，茯苓15g，生薏苡仁20g，鸡内金10g，木香5g，生白术20g，火麻仁10g（打粉）。7剂，水煎服。

服3剂后，患者颜面潮红基本退清，大便通畅。继续尽剂以巩固疗效。

【按语】

本案患者火毒炽盛，在表郁滞于皮下，导致皮肤潮热发红、干燥、瘙痒；在内阻滞胃肠，导致大便秘结。火热伤津则口干；虚热上扰心神则心烦。应当凉血养血、滋阴润燥，方用犀角地黄汤加味。方中水牛角、牡丹皮、赤芍和紫草清热凉血活血；生地黄甘寒，清热凉血滋阴；焦栀子、黄芩、黄柏清热泻火；知母苦寒质润，滋阴降火，润燥滑肠；当归补血活血，润肠通便；火麻仁甘平，体润能去燥，《本草述》云："麻子仁，非血药而有化血之液，不益气而有行气之用，故于大肠之风燥最宜。麻仁之所疗者风，然属血中之风，非漫治风也，而其所以疗风者，以其脂润而除燥，盖由于至阳而宣至阴之化，非泛泛以脂润为功也。"白鲜皮、蝉蜕祛风解毒止痒；川牛膝导热引火下行，且补益肝肾，以降上炎之火；生白术、薏苡仁、茯苓、枳壳、木香益气健脾，行气利湿。

同时嘱患者忌食生冷、甜腻、煎炸、烧烤及动风之物。动风之物包括牛羊肉、公鸡、猪头肉、鹅肉、鸡翅、鸡爪、虾、螃蟹、无磷鱼、鹅蛋、鸭蛋等肉蛋类食品，以及蔬菜中的笋、韭菜、香菜、茴香，调味品中的花椒、胡椒等辛香发散之物，还包括酒精、蚕蛹。其中鸡翅膀、竹笋、小龙虾易动风，容易诱发皮肤病。平时可经常吃莲藕、百合、山药、红薯等土里长的食物，能多得土气，绿色蔬菜多吃亦好，保持心情舒畅。

黧黑斑

黧黑斑又名"肝斑""妊娠斑"，是面部黑变病的一种，指发生在颜面的局限性淡褐色色素沉着斑。"黧黑斑"与"面尘""黄褐斑"相类似。《外科证治全书》记载："面尘，面色如尘垢，日久煤黑，形枯不泽，或起大小黑斑，与面肤相平。"明代陈实功最早提出"黧黑斑"一词："黧黑斑者，水亏不能制火，血弱不能华肉，以致火燥，结成黑斑，色泽不枯。"此病多因脾气不足，气血不能润泽肌肤所致；或因忧思抑郁，肝气郁结，气滞血瘀，肤失濡养而发；也可因肾阴亏损或肾阳不足，以致血虚不荣而成。张老认为，本病的治疗宜根据辨证分别采用健脾益气、疏肝解郁、活血化瘀、滋阴补肾或温补肾阳等方法。

验案

张某，女，71岁，2021年5月16日初诊。

患者乳腺癌术后半年余，神疲乏力、少寐，有时胸胀、口干，颜面色素沉着已多年，范围大，上至前额，下到眼眶下缘，两边至颊部，色青绿，似戴黑色眼镜，苔薄白，脉细。

中医诊断： 黧黑斑（肝郁脾虚）。

西医诊断： 颜面色素沉着症。

治则： 疏肝益气，养心散结。

处方： 郁金10g，香附10g，丹参20g，玫瑰花3g（后下），枸杞子10g，菊花10g，党参20g，麦冬15g，生黄芪20g，制女贞15g，墨旱莲20g，茯苓15g，薏苡仁20g，炒白术20g，炒枳壳10g，炒酸枣仁15g，夏枯草10g，猫爪草15g，半枝莲20g，山慈菇6g。14剂，水煎服。

以上方为基础加减，持续服用。至2022年6月17日复诊时，患者病情稳定，颜面色素沉着基本退清，面色也较前红润。

【按语】

患者年老体虚，且大病术后气血亏虚，故神疲乏力；肝郁脾虚，气血生化不足，不能润泽颜面，致使色素沉着于眼眶周围；肝郁血虚，不能涵养心血，故少寐；肝气郁结，故胸胀；气虚推动无力，津液不能上承，故口干。方中以郁金、香附、玫瑰花疏肝解郁，和血养颜；牡丹皮、夏枯草清肝经郁热，散结；麦冬宁心养阴润燥；酸枣仁补肝宁心安神；黄芪、党参、茯苓、薏苡仁、白术、枳壳益气行气，健脾化湿，固守中土；枸杞子、菊花、墨旱莲、女贞子补益肝肾，滋阴明目；半枝莲、猫爪草、山慈菇清热解毒散结，抗肿瘤。以疏肝散结、益气养心入手，标本兼顾，服用1年左右中药，颜面顽疾得以改善。

肺风粉刺

痤疮又称粉刺，中医称之为"肺风粉刺"，也称为"粉疵""面疱"或"酒刺"。临床以好发于面部的粉刺、丘疹、脓疱、结节等多形性皮损为特点。因多发生于青春发育期的青年男女，故俗称"青春痘"。

《内经》中就有关于肺风粉刺的记载，《素问·生气通天论》云："汗出见湿，乃生痤疿。""劳汗当风，寒薄为皶，郁乃痤。"《黄帝内经素问直解》对本句的注释为："若夏月汗出，而见水湿之气，则皮肤湿热，生疖如痤，生疹如疿……若劳碌汗出当风，寒薄于皮肤而上行，则为粉刺，寒郁于皮肤而外泄，则为小疖。痤、疿、皶乃血滞于肤表之轻症。"痤疮虽生长在皮肤表面，但与肺胃郁热关系最为密切。如《医宗金鉴·肺风粉刺》中记载："此证由肺经血热而成，每发于面鼻，起碎疙瘩，形如黍屑，色赤肿痛，破出白粉汁，日久皆成白屑，形如黍米白屑。"《外科启玄》载："齇鼻属脾，总皆血热郁滞不散。""肺气不清，受风而生，或冷水洗面，热血凝结而成。"

"肺风粉刺"多见于湿热或燥热体质患者，阴虚火旺为发病之本，肺胃积热、血瘀凝滞为发病之标。因颜面主要是肺、胃、大肠经所过之处，故主要为此三经郁热所致。因肺主肌表，外合皮毛，若热邪侵犯肺经，或嗜食辛辣油腻之品，使肺经郁热，致颜面背部起丘疹、红疱，或痒或痛。又因手阳明大肠经与足阳明胃经均上行于面部，若素体胃肠有热，或饮食不节，嗜食辛辣肥甘厚味，使胃肠积热或湿热内蕴，则循经上行于面，郁积于毛孔而发病。张老认为肺风粉刺的病因可主要归纳为风、寒、湿、汗、虚、酒，病机主要是表郁。治疗上，从肺、胃、心论治，多以清肺凉血、化湿解毒为治疗之法。

验案一

朱某，女，32岁，2020年11月6日初诊。

患者颜面痤疮时有发作，口干、排便不畅，苔薄，脉细。

中医诊断：肺风粉刺（肺胃热盛）。

西医诊断：痤疮。

治则：滋肾泻火，清热润燥。

处方：知母10g，炒黄柏10g，川牛膝15g，生石膏15g（先煎），丹参20g，炒黄连5g，炒黄芩10g，炙枇杷叶15g，焦栀子10g，蒲公英10g，紫花地丁20g，天葵子10g，当归10g，皂角刺10g，炒白术20g，炒枳壳10g，麦冬15g，生甘草5g。7剂，水煎服。

二诊（2020年12月3日）：颜面痤疮改善，大便基本通畅，口干，苔薄，脉细。拟用原法。

处方：知母10g，炒黄柏10g，川牛膝15g，炒黄连5g，炒黄芩10g，炙枇杷叶15g，桑白皮15g，焦栀子10g，蒲公英10g，紫花地丁20g，天葵子10g，当归10g，皂角刺10g，天花粉10g，炒枳壳10g，生甘草5g。7剂，水煎服。

【按语】

该患者肺胃实热明显，热毒壅滞于肌肤。《内经》云："痈脓疮疡，痈疽痤痔，火克肺金而皮毛受病也。"拟用五味消毒饮合白虎汤加减。方中蒲公英、紫花地丁均具清热解毒之功，为痈疮疔毒之要药；蒲公英兼能利水通淋，泻下焦之湿热，与紫花地丁相配，善清血分之热结；天葵子能入三焦，善除三焦之火并有散结之效；栀子泻火通便；丹参清心凉血；黄柏清肾火；黄连清心火；黄芩清肺火；枇杷叶润肺清肺，肺在体合皮，燥热清，则皮肤润泽，不生热疖；皂角刺消肿排脓，行气理气，李中梓《雷公炮制药性解》记载皂角刺："其未溃者能发散，其已溃者能排脓，药直达脓处成功。诸恶疮癣，咸不要缺。"此方清热药多，恐伤脾胃正气，于白术、枳壳调中健脾；当归、麦冬滋阴养血；牛膝既可引火下行，又滋肝肾。

二诊患者反馈有效，实热已清，故去大寒之石膏、凉血之品丹参，口干加天花粉，并加桑白皮清肺热。

验案二

陈某，女，23 岁，2017 年 4 月 2 日初诊。

患者颜面痤疮时有发作，以额头、下巴、鼻周为甚，局部色暗红，顶端有白色脓头，口干，排便不畅，苔黄，脉细。

中医诊断：肺风粉刺（肺热瘀滞）。

西医诊断：痤疮。

治则：清肺解毒。

处方：太子参 20g，炒黄连 5g，金银花 10g，蒲公英 10g，桑白皮 15g，炙枇杷叶 10g，炒苍术 10g，炒黄柏 10g，当归 10g，皂角刺 10g，制大黄 10g（后下），制厚朴 10g，炒枳壳 10g，天花粉 10g，生甘草 5g。7 剂，水煎服。

二诊（2017 年 4 月 9 日）：颜面痤疮改善，面部色素沉着，苔薄，脉细。拟用原法。

处方：太子参 20g，炒黄连 5g，金银花 10g，蒲公英 10g，桑白皮 15g，炙枇杷叶 10g，炒苍术 10g，炒黄柏 10g，制大黄 10g（后下），天花粉 10g，炒枳壳 10g，当归 10g，皂角刺 10g，玫瑰花 3g（后下），生甘草 5g。7 剂，水煎服。

服药后患者痤疮已清，色素沉着渐消，多年未再复发。

【按语】

粉刺的发病与人体自身素质有关，易患粉刺之人多为禀赋热盛。系患者素体阳热偏盛，肺经蕴热，复受风邪，熏蒸面部而发。本病的发生与五脏的肺关系密切，与六腑的胃、大肠功能异常有关。本案患者见排便不畅，存在热、瘀，辨证为肺热瘀滞。治法总以清肺胃热为主，方以枇杷清肺饮加减。清代祁坤《外科大成》云："肺风由肺经血热郁滞不行而生酒刺也。"并拟枇杷清肺饮治疗本病。此方出自《外科大成》卷三，组成为枇杷叶、桑白皮（鲜者更佳）、黄连、黄柏、人参、甘草。方中枇杷叶性凉善下气，清肺气、降肺火，桑白皮泻肺降气，二者皆取其下气之功，气下则火降；诸痛痒疮皆属心火，故用黄连清胃而泻心火，黄柏泻肾火，取"实者泻其子"之义，二药合用清热燥湿解毒；太子参补脾肺气，生津，气壮则诸药更易成功；大黄清热泻火，凉血解毒，活血祛瘀通便，合枳壳、厚朴有小承气之意；苍术和黄柏组二妙丸；金银花、蒲公英配清热解毒，消痈散结；天花粉清热泻火排脓；当归活血消肿通络；皂角刺通行经络，透脓溃坚；甘草既助二黄清热泻火，又可调和诸药。诸药共用，可奏清泻肺经风热之功。

二诊患者颜面痤疮改善，面部色素沉着，故去苦燥之厚朴，加入玫瑰花疏肝解郁、活血美颜。

验案三

叶某，女，30岁，2020年10月26日初诊。

患者颜面和背部痤疮时有发作，局部红肿，脓头样小突起，唇干，大便基本通畅，苔薄，脉细。

中医诊断： 肺风粉刺（热腐脓成）。

西医诊断： 痤疮。

治则： 清热泻火，养阴润燥。

处方： 知母10g，炒黄柏10g，炒黄连5g，黄芩10g，焦栀子10g，桑白皮15g，枇杷叶15g，蒲公英10g，紫花地丁20g，天葵子10g，当归10g，皂角刺10g，川牛膝15g，茯苓15g，土茯苓20g，生甘草5g。7剂，水煎服。

二诊（2020年11月2日）：颜面痤疮改善，局部脓头已清，口干、排便不爽，苔薄，脉细。拟用原法。

处方： 知母10g，炒黄柏10g，炒黄连5g，黄芩10g，焦栀子10g，桑白皮15g，枇杷叶15g，蒲公英10g，紫花地丁20g，当归10g，皂角刺10g，川牛膝15g，茯苓15g，苦丁茶10g，天花粉10g，生甘草5g。7剂，水煎服。

【按语】

患者为青年女性，热蕴于肤，郁而不发，而发痤疮；热胜腐肉，肉腐成脓，而有脓头样突起。治法上清热泻火，肺主皮毛，故以清肺为主。此案张老以黄连解毒汤加知母为主方，《珍珠囊》中记载："疮痛甚者，加用黄芩、黄连、黄柏、知母。"知母泻火消疮，《医学衷中参西录》记载知母"为其液寒而滑，有流通之性，故能消疮疡热毒肿痛"。此四药皆能泻火，泻火脏腑却不同，黄连泻心火，黄芩泻肺火（栀子佐之），知母泻肾火，黄柏泻膀胱火。方中桑白皮、枇杷叶亦佐黄芩清金；天葵子、蒲公英、紫花地丁清热解毒消痈；皂角刺排脓；当归养血活血生肌，《本草新编》记载："已溃者断宜生肌，使之活血以生肌。"土茯苓清热解毒、利水渗湿、消肿止痛，茯苓利湿健脾，川牛膝滋肾亦可消疮，甘草调和诸药。

二诊时患者口干、大便不畅，考虑一诊中苦寒燥湿药过多，有伤津耗液之弊，故加天花粉润肺生津止渴，苦丁茶清热除烦。

⚜ 五官科验案

口癣

口癣是以口腔肌膜出现灰白色条纹或斑块为主要特征的疾病。本病好发于中年人，女性多于男性，病程长，不易痊愈。中医古籍中无"口癣"病名，类似本病的记载见于"口破""口蕈""口糜"等病证中。2012年由熊大经、刘蓬主编的全国中医药行业高等教育"十二五"规划教材《中医耳鼻咽喉科学》首次以"口癣"为病名写入中医教材中。

本病病因多为肝、脾、肾功能失调，或外感邪毒。风热湿毒外犯，湿毒蕴于脾胃，化火循经上炎于口；脾失运化，湿热内蒸，上灼口舌；情志不遂，肝失条达，气机不畅，肝气郁结，郁而化火，上灼口腔；久病阴亏，或年老体衰，肝肾之阴精耗损，口腔肌膜失于濡养，以上都是本病之病因。

西医学对本病无特效治疗，一般是用抗组胺药暂时减轻痒感，中医治疗效果较好，张老认为此病治宜益气滋肾、养阴降火。西医学的口腔扁平苔藓等疾病可参考本病进行辨证治疗。

验案一

王某，女，54岁，2020年11月10日初诊。

口腔局部苔藓样变，口干，排便不爽，舌红苔少，脉细。

中医诊断：口癣（阴虚火旺）。

西医诊断：口腔扁平苔藓。

治则：滋阴润燥。

处方：知母 10g，炒黄柏 10g，川牛膝 15g，丹参 20g，党参 20g，北沙参 15g，麦冬 15g，炒枳壳 10g，玄参 15g，茯苓 15g，生薏苡仁 20g，金荞麦 20g，女贞子 10g，枸杞子 10g，菊花 10g，乌梅 5g，甘草 5g。14 剂，水煎服。

二诊（2020 年 11 月 24 日）：口腔苔藓样变，口干、睡眠欠佳，舌红苔少，脉细。拟用养阴清火之法。

处方：知母 10g，炒黄柏 10g，川牛膝 15g，丹参 20g，赤芍 20g，北沙参 15g，麦冬 15g，炒枳壳 10g，炒黄连 5g，肉桂 3g，淡竹叶 10g，焦栀子 10g，天花粉 10g，茯苓 15g，炒白术 20g，生鸡内金 10g，甘草 5g。14 剂，水煎服。

三诊（2020 年 12 月 8 日）：口腔苔藓样变改善，口不干，苔薄，脉细。拟用清热滋肾益气之法。

处方：知母 10g，炒黄柏 10g，川牛膝 15g，丹参 20g，党参 20g，北沙参 15g，麦冬 15g，炒黄连 5g，焦栀子 10g，天花粉 10g，玄参 15g，生薏苡仁 20g，茯苓 15g，炒白术 20g，炒枳壳 10g，乌梅 5g，甘草 5g。7 剂，水煎服。

四诊（2020 年 12 月 15 日）：苔藓样变隐去，脘胀而痛、便溏、消化欠佳、口干，苔薄，脉细。拟用原法。

处方：炒党参 20g，炒白术 20g，丹参 20g，北沙参 15g，麦冬 15g，炒枳壳 10g，炒白芍 20g，炒黄连 5g，鸡内金 10g，生薏苡仁 20g，茯苓 15g，天花粉 10g，佛手 10g，乌梅 5g，甘草 5g。7 剂，水煎服。

验案二

吴某，男，53 岁，2021 年 1 月 18 日初诊。

口腔扁平苔藓伴口腔溃疡时有发作，口腔黏膜苔藓样变，部分黏膜溃疡，局部充血，口干，排便不畅，苔薄白，脉细。

中医诊断：口癣（阴虚火旺）。

西医诊断：口腔扁平苔藓。

治则：滋肾清火，健脾润燥。

处方：知母 10g，炒黄柏 10g，川牛膝 15g，丹参 20g，党参 20g，炒白术 20g，炒枳壳 10g，生薏苡仁 20g，土茯苓 20g，茯苓 15g，炒黄连 5g，焦栀子 10g，佩兰 10g，麦冬 15g，天花粉 10g，鸡内金 10g，生甘草 5g。7 剂，水煎服。

二诊（2021 年 1 月 25 日）：口干改善，大便基本通畅，口腔溃疡好转，苔藓样变未清，苔薄，脉细。拟用原法。

处方：知母 10g，炒黄柏 10g，川牛膝 15g，丹参 20g，党参 20g，炒白术 20g，炒枳壳 10g，生薏苡仁 20g，土茯苓 20g，茯苓 15g，炒黄连 5g，焦栀子 10g，天花粉 10g，麦冬 15g，当归 10g，生甘草 5g，蒲公英 10g，苦丁茶 10g。7 剂，水煎服。

上方加减连服 2 个月，患者口腔溃疡未再复发，苔藓样变改善。

【按语】

验案一初诊时，方中知母、炒黄柏清热燥湿，滋阴泻火；川牛膝、女贞子、枸杞子滋补肝肾之阴，并引热下行；北沙参、麦冬滋阴润燥；丹参凉血活血；玄参清热凉血，滋阴降火；菊花、金荞麦清热解毒，排脓祛瘀；党参、茯苓、薏苡仁、炒枳壳健脾行气利湿；生甘草清热解毒和中；乌梅收敛生津，《神农本草经》

谓乌梅"主下气，除热，烦满，安心，肢体痛，偏枯不仁，死肌，去青黑志，恶疾"，《本草求真》谓乌梅"酸涩而温，似有类于木瓜，但此入肺则收，入肠则涩，入筋与骨则软，入虫则伏，入于死肌恶肉恶痣则除"。

二诊时患者口舌生疮疼痛，一派阴虚火热之象。舌为心之苗，故加栀子、淡竹叶清心火；赤芍凉血活血；黄连、肉桂合为交泰丸，清上温下，引火归原；天花粉能生津止渴、泻火润燥、排脓消肿，张锡纯谓天花粉善通行经络，解一切疮家热毒。《本草汇言》谓天花粉："又其性甘寒，善能治渴，从补药而治虚渴，从凉药而治火渴，从气药而治郁渴，从血药而治烦渴，乃治渴之要药。"

三诊、四诊时，阴虚火热症状改善，渐去苦寒清热药，并逐渐加党参、薏苡仁、炒白芍、佛手、鸡内金等益气健脾、疏肝和胃之药。

验案二与验案一的不同之处在于苔薄白，稍稍兼有湿阻，故一诊时酌加佩兰化湿，湿去即去之；当归润肠通便；蒲公英、苦丁茶清热解毒生津。

口疮

口疮主要表现为口腔内唇、颊、上颚、舌等处黏膜出现单个或多个大小不等的溃疡面，呈椭圆形，周围红晕，表面凹陷，局部疼痛。西医学的口腔溃疡可参考本病进行辨证治疗。早在《内经》就有口疮病名，《素问·气交变大论》云："岁金不及，炎火乃行……丹谷不成，民病口疮。"认为其病机为热盛肌腐。口生疮而糜烂者为口糜,《素问•气厥论》云:"膀胱移热于小肠,鬲肠不便,上为口糜。"认为膀胱之热随气移于小肠,小肠受盛后不下泄而上走,口为胃之门户,五脏六腑皆秉气于胃,因此膀胱不能下泄之热困于口中,久蚀而成糜烂。治疗口糜以泄膀胱湿热为主。《金匮翼》云:"口舌生疮,其候有二。一者心胃有热,气冲上焦,熏发口舌……一者胃虚食少,肾水之气逆而承之,则为寒中。脾胃虚衰之火,被迫上炎。"除此二者之外,《圣济总录》还提到"又有肾虚火动一症"。总结来讲,口疮多为心胃肾火上扰,腐蚀口腔而致,其脏腑之火有实有虚,需辨而治之。

验案

季某,女,32岁,2020年8月27日初诊。

患者慢性口腔溃疡发病多年,时有发作,刻下口腔黏膜溃烂、口干作痛、时有脘胀、排便不畅,舌红苔薄黄,脉细。

中医诊断: 口疮(阴虚火旺)。

西医诊断: 口腔溃疡。

治则: 养阴润燥,健脾清火。

处方: 知母10g,炒黄柏10g,川牛膝15g,丹参20g,焦栀子10g,生石膏20g(先煎),炒黄连5g,蒲公英10g,党参20g,生白术20g,炒枳壳10g,佛手10g,麦冬15g,玄参15g,牡丹皮10g,徐长卿10g,鸡内金10g,生甘草5g。7剂,水煎服。

另铁皮石斛20g,打汁服。

服用7剂后,患者口腔溃疡改善,大便通畅,上方去石膏、徐长卿,加天花粉10g。7剂,水煎服。

【按语】

患者是青年女性,阴虚火旺,虚火上炎,热盛肉腐,致口腔溃疡反复发作；津亏气少而口干、排便不畅。故用知母、黄柏清虚火，《本草新编》载："黄柏入肾，而不入肺；知母下润肾，而上清肺金，二药必相须而行，譬之虾之不能离水母也。"川牛膝助引火下行；焦栀子、石膏、炒黄连、蒲公英清热解毒；牡丹皮、徐长卿清虚热，凉血，消肿止痛；丹参凉血活血，散瘀消痈；玄参、麦冬、鲜石斛清热养阴；生白术、党参补气健脾；鸡内金健脾消食；佛手、炒枳壳疏肝理气；生甘草清热解毒生津，调和诸药。

一诊后患者症状改善，疼痛好转，故去徐长卿、石膏，加用天花粉泻火养阴生津。张老临床经验为鲜铁皮石斛对口腔溃疡疗效较佳。

口僻

口僻此病主要表现为口角㖞斜、口齿不清，因此得名。西医称之为"面神经麻痹""面神经炎"或"面神经瘫痪"，是茎乳突孔内面神经的非化脓性炎症所引起的急性周围神经疾病，俗称"吊线风""歪嘴风"等。本病急性期来势迅速，常于晨起发现面肌瘫痪，口角向健侧㖞斜，不能皱额、蹙眉、闭目，鼻唇沟变浅，鼓腮漏气，进食时食物易残留于患侧齿颊间。老幼青壮均可发病，但以中青年较多。中医学认为，本病多由于正气亏虚、表卫不固、风邪乘虚入侵等致气血痹阻、经络失和，症见口眼㖞斜、面肌麻痹。《金匮要略》谓："贼邪不泻，或左或右；邪气反缓，正气即急，正气引邪，㖞僻不遂。"指出本病的病机特点是络脉空虚、贼邪外袭。张老认为治疗此病要着眼于一个"风"字。

验案

罗某，女，12岁，2019年9月20日初诊。

患者因受风邪，引起面部神经瘫痪，面部麻木，检查见左上额纹消失、左面唇沟变浅，伸舌时舌尖轻度㖞斜，不发热，苔薄白，脉浮。

中医诊断：口癖（风痰阻络）。

西医诊断：周围性面神经麻痹。

治则：疏风益气，牵正通络。

处方：荆芥10g，防风10g，羌活8g，制南星8g，天麻10g，生白芍15g，钩藤10g（后下），关白附4g（先煎），全蝎2g，党参20g，炒白术15g，麦冬10g，茯苓10g，生薏苡仁20g，生甘草5g。7剂，水煎服。

二诊（2019年9月27日）：面瘫症状显著改善，原方去关白附，再进5剂。

【按语】

足阳明之脉夹口环唇，布于头面；足太阳之脉起于目内眦。患者阳明内蓄痰浊，太阳外中于风，风邪引动内蓄之痰浊，风痰阻于头面经络，经隧不利，筋肉失养，则缓弛不用；无邪之处，气血运行通畅，筋肉相对而急，缓则为急者牵引，故口眼㖞斜。

张老以《杨氏家藏方》之牵正散基础加减治疗，牵正散内含关白附、僵蚕和全蝎，主治风痰阻络之口眼㖞斜。方中关白附辛温燥烈，入阳明经而走头面，以祛风化痰，尤善散头面之风，《本草汇言》言其"祛风痰，解风毒，善散面口风"。《本草经疏》云："白附子感阳气而生，故其味应辛微甘，气大温有小毒，性燥而升，风药中之阳草也。东垣谓其纯阳，引药势上行而已。其主心痛血痹者，风寒之邪触心，以致痰壅心经则痛，寒湿邪伤血分则成血痹。风能胜湿，辛湿散寒，故主之也。风性升腾，辛温善散，故能主面上百病而行药势也。"全蝎长于通络祛风止痉，乃治风要药，蝎尾效力更强；患者因外感风邪而病发，故加荆芥、防风、羌活以辛散外风；天麻、钩藤、生白芍平肝息风止痉；天南星祛风化痰止痉；配以党参、白术、茯苓、薏苡仁健脾利湿护中，祛经络之痰饮；麦冬养阴；生甘草和中，调和诸药。诸药共用，使风邪得散，痰浊得化，经络通畅，则㖞斜之口眼得以复正。

关白附有毒不能久用，故二诊去之。

耳鸣

耳鸣是以自觉耳内或头颅鸣响而无相应的声源为主要特征的病证，既是多种疾病的常见症状之一，也是一种独立的疾病。临床上耳鸣极为常见，在头颅鸣响者也称"颅鸣"或"脑鸣"。耳鸣与耳聋经常伴随出现，但二者之间没有因果关系，对患者造成的困扰亦不同，应区别对待。早在《内经》中已明确记载了耳鸣，并阐述了耳鸣的病机。历代医籍中对耳鸣均有大量记载，积累了丰富的治疗经验。西医学的原发性耳鸣等可参考本病进行辨证治疗。

验案

施某，女，44岁，2021年7月1日初诊。

患者耳鸣近20天，曾有头昏、鼻塞，刻下症见耳鸣、乏力、口不干，大便通畅，苔薄，脉细。

中医诊断：耳鸣（肝肾两虚）。

西医诊断：耳鸣。

治则：益气滋肾开窍。

处方：枸杞子 10g，菊花 10g，川牛膝 15g，党参 20g，葛根 20g，丹参 20g，麦冬 15g，磁石 20g（先煎），神曲 10g，石菖蒲 10g，远志 5g，五味子 5g，炒白术 20g，炒枳壳 10g，酒白芍 20g，墨旱莲 20g，制女贞 15g。7 剂，水煎服。

二诊（2021 年 7 月 8 日）：耳鸣改善，头不昏，大便通畅，乏力、口干、少寐，苔薄，脉细。拟用原法。

处方：枸杞子 10g，菊花 10g，川牛膝 15g，党参 20g，葛根 20g，丹参 20g，麦冬 15g，五味子 5g，炒白术 20g，炒枳壳 10g，石菖蒲 10g，远志 5g，茯苓 15g，天花粉 10g，酒白芍 20g，墨旱莲 20g，制黄精 15g，炒酸枣仁 15g，炙甘草 10g。7 剂，水煎服。

【按语】

方中丹参加葛根具有扩血管的作用，对突发性耳鸣、耳聋效果显著，为张老多年之临床经验；枸杞子和菊花为常用的平衡肝阴肝阳的药对，合牛膝、墨旱莲、女贞子滋补肝肾；石菖蒲化湿开窍；远志入肾经，能祛痰开窍；五味子滋肾安神；麦冬、白芍滋阴养肝；党参、白术、枳壳益气健脾；磁石聪耳明目，平抑肝阳；神曲调中，又防磁石伤胃，消金属之积。肺属金，磁石亦为金属，两者同气相求，磁石质重性下沉，可引肺气入肾，治肾疾之耳聋耳鸣。"肝生于左，肺藏于右"，左肝右肺，肝升肺降，为调畅气机之枢纽，磁石引肺气肃降，则肝气亦顺，耳目清明。磁石、神曲为张老治疗耳鸣、耳聋之效药。

二诊时患者耳鸣改善，因磁石为含铁矿石药，不宜久服，故收效即去之，余药随症加减。

鼻鼽

　　鼻鼽是以阵发性和反复发作的鼻痒、打喷嚏、流清涕、鼻塞为主要特征的疾病。本病为临床常见病和多发病，可常年发病，亦可呈季节性发作，以儿童、青壮年居多。本病最早记载于《礼记·月令》，书中称为"鼽嚏"，其谓："季秋行夏令，则其国大水，冬藏殃败，民多鼽嚏。"此外，在古代文献中尚有"鼽鼻""鼽水""鼻流清水"等别称。造成鼻鼽的主要原因是肺气虚弱，卫表不固，风寒、湿热等致病因素乘虚而入，邪正相搏，肺气不得通调，津液停聚，鼻窍壅塞，遂致鼻塞、打喷嚏、流清涕。鼻鼽的病变部位在肺，但其病理变化与脾肾有一定关系，《杂病源流犀烛》载"有鼻鼽者，鼻流清涕不止，由肺经受寒而成也"，《素问·宣明五气》载"肾为欠为嚏"。

　　此病易反复发作，部分患者可并发鼻息肉、哮喘等疾病。治疗此病，重点要解决患者鼻塞、打喷嚏、流涕的症状，故以宣通鼻窍、敛涕止嚏为原则。肺气虚寒，治以温肺散寒、益气固表；脾气虚弱，治以健脾益气、升阳通窍；肾阳不足，治以温补肾阳、化气行水；肺经伏热，治以清肺通窍。西医学的"变应性鼻炎""血管运动性鼻炎""嗜酸性粒细胞增多性非变应性鼻炎"等疾病可参考本病进行辨证治疗。

验案一

　　徐某，女，39岁，2021年7月28日初诊。

　　患者有过敏性鼻炎史，刻下症见恶风、流涕、喷嚏时作，伴口干、排便不畅，苔薄，脉细。

中医诊断： 鼻鼽（肺经伏热）。

西医诊断： 过敏性鼻炎。

治则： 疏风清热，润燥通窍。

处方： 荆芥 10g，蝉蜕 5g，川牛膝 15g，焦栀子 10g，黄芩 10g，辛夷 10g，白芷 10g，炒苍耳子 10g，大蓟根 20g，石菖蒲 10g，茯苓 15g，炒白术 20g，薏苡仁 20g，炒枳壳 10g，当归 10g，天花粉 10g，麦冬 15g，生甘草 5g。7 剂，水煎服。

二诊（2021 年 8 月 4 日）：过敏性鼻炎症状改善，口不干，大便通畅，咽痒、咽部异物感、心烦、少寐，苔薄，脉细。拟用疏肝清热、宁心通窍之法。

处方： 郁金 10g，制香附 10g，柴胡 10g，黄芩 10g，桔梗 10g，木蝴蝶 5g，玄参 15g，辛夷 10g，石菖蒲 10g，党参 20g，茯苓 15g，炒白术 20g，薏苡仁 20g，炒枳壳 10g，合欢皮 10g，天花粉 10g，麦冬 15g，生甘草 5g。7 剂，水煎服。

【按语】

张老以苍耳子散加减治疗本病，苍耳子散出自《重订严氏济生方》，具有散风邪、通鼻窍的功效。其原主风邪上攻之鼻渊，症见鼻流浊涕不止、前额疼痛等，现代多用于慢性鼻炎、副鼻窦炎见有上述症状者。凡头面之疾，皆由清阳不升、浊阴上逆所致，苍耳子"独能上达巅顶，疏通脑户之风寒"，有祛风除湿、通窍止痛之功，上通脑顶，外达皮肤，善治鼻病。方中白芷入手足阳明经，上行头面，通窍解表，除湿散风；辛夷通九窍，散风热，能助胃中清阳上行头脑；白芷及辛夷祛风疏表，宣通鼻窍，进一步加强了苍耳子的作用；石菖蒲味辛性温，具清芬之气，能助人振奋精神，使人耳目聪明、九窍通利；荆芥、蝉蜕宣散风热；栀子、黄芩泄热；蝉蜕味甘性寒，入肝、肺经，具有祛风止痒、宣肺、定痉的作用；脾为气血生化之源，脾气虚弱，气血生化无源，则肺气也虚，鼻失濡养，且脾运化失司影响津液敷布，不能通调水道，水湿也易上犯鼻窍，故用炒白术、茯苓、薏苡仁健脾护胃除湿；枳壳理气降气；患者口干、排便不畅，故用天花粉养阴润燥、生津止渴，当归润肠通便；鼻鼽乃风邪入肺，风盛则痒，痒则喷嚏以祛邪外出，故蝉蜕有助于控制过敏性鼻炎的发作；大蓟根凉血解毒，是张老治疗鼻病的经验用药，《福建民间草药》记载其有凉血止血、消炎退肿的功效。金华地区有民间验方：鲜大蓟根三两，鸡蛋二至三个，两味同煮，吃蛋喝汤治副鼻窦炎，疗效佳。生甘草清热解毒，调和诸药。全方清升浊降，风热散。

二诊时患者鼻部症状改善，以咽部气机不利为主症，故改用郁金、香附、柴胡、黄芩疏肝清热；玄参、桔梗、木蝴蝶清热利咽。苍耳子具有一定的毒性，内服不宜过量，亦不能连续服用，故二诊症状改善后即去之。肺为气之主，肾为气之根，肾气不足则肺气亦不足，后期巩固治疗可适当加入补肾药物，如山茱萸、黄精之类。

验案二

张某，男，11岁，2019年12月2日初诊。

患者有过敏性鼻炎史，刻下症见鼻塞、流涕、阵发性喷嚏连续发作，甚者连续十余次，伴身痒、咳嗽，苔薄白，脉细。

中医诊断：鼻鼽（肺气亏虚，风寒上犯）。

西医诊断：过敏性鼻炎。

治则：疏风益气，养肺通窍。

处方：蝉蜕5g，川牛膝10g，荆芥10g，南沙参10g，麦冬

10g，杭白菊 10g，辛夷 5g，黄芩 8g，桑白皮 10g，制厚朴 8g，浙贝母 10g，炙款冬花 10g，牡丹皮 8g，赤芍 20g，白鲜皮 10g，党参 10g，茯苓 10g，生薏苡仁 10g，生甘草 4g。7 剂，水煎服。

二诊（2019 年 12 月 9 日）：咳嗽改善，鼻塞、喷嚏症状好转，身痒未清，苔薄，脉细。拟用原法。

处方： 蝉蜕 5g，川牛膝 10g，南沙参 10g，麦冬 10g，太子参 10g，辛夷 8g，黄芩 8g，石菖蒲 8g，浙贝母 10g，炙款冬花 10g，牡丹皮 8g，赤芍 10g，紫草 6g，白鲜皮 10g，炒刺蒺藜 10g，茯苓 15g，生薏苡仁 10g，生甘草 4g。7 剂，水煎服。

【按语】

此案患者发病于寒冬，素本肺气亏虚，又外感风寒之邪，卫表不固，腠理疏松，则风寒邪气乘虚而入，循经上犯鼻窍。《太平圣惠方》曰："肺气通于鼻，其脏若冷，随气乘于鼻，故使津液浊涕，不能自收也。"风邪入肺，风盛则痒，痒则喷嚏以祛邪外出，肺主一生之皮毛，故表现为身痒，亦是驱邪外出的表现。

此案用荆芥、菊花、辛夷、石菖蒲解表疏风通窍；蝉蜕、川牛膝抗过敏；黄芩、桑白皮、厚朴清肺泻肺降气；南沙参、麦冬养阴润肺；炙款冬花、浙贝母化痰止咳润肺；脾为气血生化之源，脾气虚弱则气血生化无源，肺气亦虚，鼻失濡养，用党参、太子参、茯苓、薏苡仁益气健脾，护胃除湿；肺朝百脉，肺与血液循环有关，患者病情反复发作，病程日久，缓解时鼻黏膜淡紫或暗紫，急性发作时鼻黏膜充血明显，用牡丹皮、赤芍、紫草凉血活血；牡丹皮味苦、辛，性凉，入心、肝、肾经，有清热凉血活血的作用，现代药理研究证明其主要成分丹皮酚具有抗炎及降低毛细血管通透性作用，能减少流涕；白鲜皮、炒刺蒺藜祛风止痒；甘草调和诸药。

梅核气

梅核气是以咽喉中有异常感觉，但不影响进食为特征的病证，女性患者居多。以其发如梅核窒碍咽喉，故名。《赤水玄珠·咽喉门》云："梅核气者，喉中介介如梗状。"《古今医鉴·梅核气》云："梅核气者，窒碍于咽喉之间，咯不出，咽不下，如梅核之状是也。始因善怒太过，积怒蕴肤，乃成痰涎郁结致其病。"此病多因情志郁结，痰气凝滞所致，相当于西医的"咽部神经官能症""咽癔症"或"癔球"。张老治疗此病多以理气解郁、清热利咽为法。

验案

冯某，女，23 岁，2021 年 6 月 7 日初诊。

患者有慢性咽炎病史，咽痒、口干、腰酸、少寐、排便不畅，苔薄，脉细。

中医诊断：梅核气（痰气郁结）。

西医诊断：慢性咽炎。

治则：疏肝滋肾，利咽散结。

处方：郁金 10g，制香附 10g，苏梗 10g，桔梗 10g，玄参 15g，木蝴蝶 5g，黄芩 10g，焦栀子 10g，天花粉 10g，丹参 20g，麦冬 15g，党参 20g，川续断 15g，炒白术 20g，炒枳壳 10g，茯苓 15g，生薏苡仁 20g，生甘草 5g。7 剂，水煎服。

二诊（2021 年 6 月 14 日）：药后咽痒改善，月经将至，经前胸胀、腰酸、腹痛，苔薄，脉细。拟疏肝养血、滋肾利咽之法。

处方：郁金 10g，制香附 10g，桔梗 10g，玄参 15g，木蝴蝶

5g，柴胡 5g，黄芩 10g，当归 10g，酒白芍 20g，生蒲黄 10g（包煎），五灵脂 10g（包煎），玫瑰花 3g（后下），川续断 15g，炒白术 20g，炒枳壳 10g，刺蒺藜 10g。7 剂，水煎服。

【按语】

《医碥》曰："百病皆生于郁。"而木郁是五郁之首，气郁乃六郁之始，肝郁为诸郁之主。本病多因肝郁乘脾，脾失健运，生湿聚痰，痰气郁结于胸膈之上。气郁化火，火热伤阴，郁滞日久亦伤及心肾二脏，可见心神失养之象及心肾阴虚之证。

本病的治疗以疏肝理气为先，方中郁金、制香附疏肝行气解郁；丹参活血安神；栀子、黄芩清脏腑郁热；桔梗、木蝴蝶、玄参清热利咽，滋阴散结；党参、白术、茯苓、薏苡仁健脾化痰，顾护后天之本；苏梗、枳壳降逆理气宽中；天花粉、麦冬养阴宁心润燥；川续断补益肝肾；生甘草清热利咽，调和诸药。

二诊患者梅核气症状改善，正值月经将至，故方中改丹参为失笑散以活血化瘀止痛；柴胡、刺蒺藜疏肝解郁；当归、白芍、玫瑰花养血活血，调经止痛。

用药经验

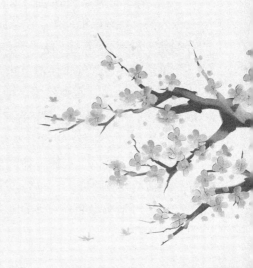

❁ 药论

二活论

"二活"指羌活与独活，二者均为伞形科植物。前者以根茎及根入药，后者以根入药。羌活质松易碎，故有"烂羌活"之称，分蚕羌（根茎）、条羌（根）等不同的规格。

羌活理游风，气雄而散，味薄上升，散风力强，故善治风寒头痛、口眼抽动、面神经瘫、中风诸症；独活理伏风，性微温，散寒除湿，气缓善搜，故善治奔豚疝瘕、风寒湿痹、腰膝酸痛、少阴伏风头痛。两者均性烈，易伤脾胃。

羌活善治腰以上疾病，独活善治腰以下疾病；羌活治肩背酸痛，独活治腰膝腹痛。

独活可治头晕目眩，民间取单味 30g 加鸡蛋 1 枚共煮食用，效良。

论白术

白术为菊科植物白术的干燥根茎，主产浙江，冬季采挖，故有"冬术"之称。其中以浙江於潜所产质量最佳，习称"於术"。

传统认为白术外观性状以"鹤顶长、腿粗"为佳，习称"鸡腿白术"。

白术味苦、甘，性温，归脾、胃经，健脾益气、燥湿利水、安胎、止汗，治脾虚食少、腹胀、泄泻、痰饮眩悸、自汗、水肿、胎动不安。其关键在于"补脾燥湿"4个字。其味厚多膏，与参芪甘草同属补气之辈。

白术味甘补脾，性温和中，善补脾气，故治脾虚食少，进饮食，祛劳倦，长肌肉，促生长；可补胎元之弱，固胎蒂之附（胎蒂系于脾），故能安胎；脾运中和则呕止；因能补气，故能固表止汗。

白术味苦，苦能燥湿，湿化则泻能止，痰饮眩晕则清，水湿消则肿自然退。

白术炒制健脾，燥湿止泻；生用滑肠，可治秘结。走油白术易引起腹泻。

白前与白薇

《药典》记载白前的原植物为柳叶白前或芫花叶白前的干燥根茎及根，白薇为白薇或蔓生白薇的干燥根及根茎，两者均是萝摩科植物。由于生长环境和性状特征不同，俗语有"山白薇，水白前；实白薇，空白前；马尾白薇，鹅管白前"之说。

白前味辛、苦，性微温，入肺经，有降气消痰止咳之功，善治肺气壅实、咳嗽痰多、胸满喘急，长于降气下痰止咳，故用于实证喘咳。

白薇味苦、咸，性寒，入胃、肝、肾经，有清热凉血、利尿通淋、解毒疗疮之功，善治温邪伤营发热、阴虚发热、骨蒸劳热、产后血虚发热、热淋、血淋、痈疽肿毒，为清虚热药。血热相宜，血虚则忌。

曾传白薇也有止咳作用，故 20 世纪中叶华南部分地区曾把白薇当作白前入药，现已更正。

何首乌和白首乌

何首乌为蓼科植物何首乌的干燥块根，白首乌为萝藦科植物牛皮消的干燥块根。二者均有"首乌"之名，但是来源不同，性状不同，功效亦不相同。

何首乌味苦、甘、涩，性温，入肝、心、肾经。生首乌解毒消痈、润肠通便，治疗瘰疬疮痈、风疹瘙痒、肠燥便秘。《本草纲目》曰："何首乌，白者入气分，赤者入血分。"制何首乌补肝肾、益精血、乌须发、强筋骨，治血虚萎黄、眩晕耳鸣、须发早白、腰膝酸软、肢体麻木、崩漏带下、久疟体虚。生品含蒽醌类成分，对肝脏有损害，炮制后毒性大减。

白首乌味苦、涩，性温，有小毒，可行气健胃、止痛解毒、镇静平喘，有较强抗蛇毒的作用。善治食积腹痛、胃痛痢疾、哮喘、毒蛇咬伤、疮毒红肿。

泽泻利水而补阴不足

泽泻为泽泻科植物泽泻的干燥块茎，味甘，性寒，归肾、膀胱经，有清湿热、利小便之功，善治小便不利、水肿胀满、泄泻尿少、痰饮眩晕、热淋涩痛。

泽泻能泻膀胱火，祛湿热，治一切水湿之证。上通巅顶治痰饮眩晕（水湿为患），下入膀胱治热淋水肿，中行脾胃，治呕吐泻痢、消渴痰饮。《本草汇言》云："盖猪苓利水，能分泄表间之邪；泽泻利水，能宣通内脏之湿。"

泽泻为泻实之剂，无补肾之功。《本草从新》云："泽泻善泻，古称补虚者误矣。"《雷公药性赋》云："泽泻利水通淋，而补阴不足。"后世对此句理解不一，张老认为此句不是指阴虚而泽泻能补其阴，泽泻利水力佳，实有伤阴之可能，更无补阴之效用。张景岳谓"补阴不利水，利水不补阴"，可供参考。

"天人合一"话蝉蜕

蝉蜕为蝉科昆虫黑蚱的若虫羽化时脱落的皮壳，味甘，性寒，归肺、肝经，具有疏风除热、利咽、透疹、退翳、解痉等功效，善治风热感冒、咽痛、声嘶、麻疹不透、风疹瘙痒、惊风抽搐、破伤风。

古人以"天人合一"的理念分析蝉蜕的功效，十分精辟。蝉蜕治麻疹不透、风疹瘙痒、目赤翳障，乃因蝉蜕是蝉的皮壳，故为"以皮治皮"。对于其能治表证风热，《本草纲目》云："盖蝉乃土木余气所化，饮风吸露，其气清虚。故其主疗，皆一切风热之证。"蝉昼鸣夜息，故治小儿夜啼。蝉鸣音响，故能治声嘶、中风失音。

南北沙参辨

中国药典收载的南沙参是桔梗科植物轮叶沙参的干燥根，北沙参为伞形科植物珊瑚菜的干燥根。两者味甘，性微寒，归肺、脾经，能补五脏之阴。

南沙参体松空泡，又称"空沙参"，质轻可上行于肺，形如肺脏，故入肺经以养肺阴为其主要功效。南沙参功用养阴清肺、益气化痰，善治肺热燥咳、阴虚劳嗽、干咳痰黏、阴伤咽干喉痛、气阴不足、烦热口干。《重庆堂随笔》云："沙参清肺，盖肺属金而畏火，清火保金，故曰补肺。肺主一身之气，肺气清则治节有权，诸脏皆资其灌溉，故曰补五脏之阴。肺气肃则下行自顺，气化咸藉以承宣，故清肺药皆通小水。"

北沙参微苦，质重，下沉可入脾经，微苦又能健脾，故以养胃阴、治津伤口渴为其主要功效。北沙参功用养阴清肺、养胃生津，善治肺热燥咳、劳嗽痰血、热病津伤口渴。

介壳潜阳，虫类搜风

中药以介壳类入药甚多，如石决明、牡蛎、玳瑁、龟甲、鳖甲、珍珠母、紫贝齿等。其药性味多咸寒，多入肝、肾经，具滋阴潜阳、镇惊安神、软坚散结等功效，常用于治疗肝阳上亢、头晕目眩、急躁易怒、面红目赤、惊悸失眠、瘰疬肿块。《素问·至真要大论》曰："诸风掉眩，皆属于肝。"因介壳类药物性多偏寒，故也能清肝热，治头痛、目赤肿痛。因"肝藏魂"，故肝旺可见神志方面症状，介壳药质地重，重能镇怯，故能改善惊悸、失眠症状。

虫类中药如全蝎、蜈蚣、地鳖虫、地龙、白僵蚕之类，多入肝经，其搜风力胜，具息风止痉、解毒散结、通络止痛等作用，常用于治疗筋脉拘挛、抽搐惊痫、语言不利、舌强不语、口眼㖞斜、半身不遂等症。

天麻平肝息风而无补益之功

天麻为兰科植物天麻的干燥块茎，其味甘，性平，归肝经，具有平肝息风止痉作用，常用于治疗头痛眩晕、肢体麻木、小儿惊风、癫痫抽搐、破伤风等症。"诸风掉眩，皆属于肝"，天麻为风药，入厥阴而治诸疾。《药品化义》曰："由肝胆性气之风，非外感天气之风也，是以肝病则筋急。用此甘和缓其坚劲，乃补肝养胆，为定风神药。"

天麻所治之头晕，乃为风胜，并非肝肾亏损所致。因天麻无补肝肾之功，故肝肾亏损所致头晕、耳鸣、腰酸等症，并非天麻之所能及。

天麻作为风药，能燥血，"治风先治血，血行风自灭"，故用天麻时常配养血药以制其燥也。

桔梗小议

桔梗为桔梗科植物桔梗的干燥根，味甘、苦、辛，性平，入肺、胃经，有宣肺利咽、祛痰排脓的功效，用于治疗咳嗽痰多、胸闷不畅、咽痛、喑哑、肺痈吐脓、疮疡脓成不溃等病症。针对于桔梗在临床中的应用，张老总结了以下几点。

1.桔梗既能走表又能走里，故治表而散寒邪，清利头目咽喉，治鼻塞目赤、喉痹咽痛，又能清火治齿痛、口疮，外彻皮毛能治疮疡脓成不溃，入里能治腹痛肠鸣。

2.桔梗通肺气，为清热祛痰要药，能开胸膈气滞，治痰壅喘促，多用于肺热之患。

3.桔梗消痈排脓，上治肺痈，下治肠痈，脓未成可消，脓已成可散。

4.桔梗动血，容易引起出血，尤其肺部疾病患者，如支气管扩张、肺结核等有咯血倾向者应慎用。

5.桔梗含皂苷，有较强的溶血作用，不能静脉给药，口服量大会刺激肠胃，引发恶心呕吐。

二术小议

苍术和白术习称"二术"，二者均为菊科植物的干燥根茎。《神农本草经》中"二术"不分，均称为"术"。明代李时珍曰："宋以来，始言苍术苦辛气烈，白术苦甘气和，各自施用，亦颇有理。"其实白术名称并不始于宋，南北朝时期陶弘景已分别记载苍术与白术了。二者味苦，性温，均归脾、胃经，但亦有许多不同之处。

白术苦甘气和，苍术苦辛气烈。白术善于补脾，苍术善于燥湿。白术能安胎，苍术能明目，治雀目夜盲。白术能固表，治表虚自汗；苍术能祛风散寒，治外感风寒表证。白术善于守，健脾益气；苍术善于行，燥湿行气。白术健脾益气，燥湿利水，止汗安胎；苍术燥湿健脾，祛风散寒，明目。

苍术有南苍术（茅苍术）与北苍术之分，前者质优，燥湿力强。

牛膝小议

牛膝有云牛膝、怀牛膝、土牛膝、麻牛膝、川牛膝等多个品种，临床以怀牛膝和川牛膝最为常用。二者均可活血通经，补肝肾，强筋骨，利尿通淋，引火（血）下行。两者虽功用相似，但有所不同，应加以区别应用。

怀牛膝最早见于《神农本草经》，是苋科植物牛膝的根，味苦、酸，性平，归肝、肾经。川牛膝最早见于《滇南本草》，为苋科植物川牛膝的根，味甘、微苦，性平，归肝、肾经。《本经逢原》谓："怀产者长而无旁须，水道滞涩者宜之；川产者细而微黑，精气不固者宜之；川产者气味形质，与断续仿佛，庶无精滑之虞。"《本草便读》言："怀牛膝根细而长，川牛膝根粗而大，欲行瘀达下则怀胜，补益肝肾则川胜耳。"《本草正义》云："牛膝之川产者，不专心滑泄见功，而宣通关节之利则一，颇为有利无弊，肝肾阴虚而机关不利者宜之。"

❀ 药话

半边莲治蝮蛇咬伤

20世纪70年代，张老下乡去培训赤脚医生时也积累了很多中草药的用药经验。记得有一次，一位老农在田间耕作时被蛇咬伤小腿，间隔约半小时后前来就诊。来时可见左小腿明显肿胀，牙痕清晰可见，系被毒蛇咬伤，伤口不断有分泌物流出。被打死的蛇也被带到现场，确定为蝮蛇咬伤无误。当时张老在乡村卫生所，随即对老农进行局部结扎，防止毒液回流；同时进行了扩创挤毒、局部封闭疗法、静脉支持疗法等治疗方法。并嘱赤脚医生去采集鲜半边莲，洗净后加适量白糖，捣烂外敷至患处，保证伤口通畅便于引流，同时取半边莲鲜品100g水煎服。约半小时后，患处肿胀逐渐消退。后患者康复，未留下后遗症。

半边莲是桔梗科植物半边莲的干燥全草，其味辛，性平，归心、小肠、肺经，具有清热解毒、利水消肿的功效。《本经逢原》述："生阴湿塍堘边就地，细梗引蔓，节节生细叶，秋开小花，淡红紫色，止有半边如莲花状故名。专治蛇伤，捣汁饮，以滓围之。"蛇咬伤，用半边莲捣烂，取汁饮下，药渣敷伤处。《陆川本草》载其"解毒消炎，利尿，止血生肌。治腹水，小儿惊风，双单乳蛾，漆疮，外伤出血，皮肤疥癣，蛇蜂蝎伤"。

药理研究表明，半边莲提取物中的琥珀酸钠、延胡索酸钠、对羟基苯甲酸钠等物质对注射致死眼镜蛇毒的小鼠有较高的保护作用，保护率为59.1%～93.1%。

由此可见，浙江民间流传的"寻得半边莲，可与蛇共眠"确有一定道理。

半边莲消腹水

1960年，张老在浙江省中医院实习时，内科病房来了一位老者，约60岁，患肝硬化，伴腹水，住院经中西医调治，疗效不满意。

当时张老每天要为患者量腹围，记录尿量。有一天，他发现该患者腹围缩小了2cm，甚为奇怪，当即向正在查房的主任做汇报，主任也很惊奇。向患者询问得知，该患者用民间中医给的一种鲜草，捣烂后加适量糖包紧腹部。他们将捣烂的草药用水漂洗，找到完整的部分，经过鉴定确认为桔梗科植物半边莲。后经试用，确定鲜半边莲比干半边莲消腹水效果好。

肝硬化腹水在中医学中属"积""鼓胀"的范畴，为肝、脾、肾三脏受病而导致气滞、血瘀、水蓄。腹水的形成，多属气血凝滞，阻于肝脾之脉络，水湿停滞不化，而呈本虚标实之证。

各地民间药录记载，半边莲煎水有利水解毒、清下焦热之功效，并且可治晚期血吸虫病腹水、肾炎水肿；捣碎外敷可治毒蛇咬伤、疔疮、乳腺炎等。现代药理研究表明，半边莲的提取物半边莲素有利尿作用。半边莲外敷消痈清热，内服利水，使腹水随尿排出；清肝脾热，助脾行气化水，故能消腹水。

一帖草药退高热

1986 年，金华卫校中药教研室接收 3 名进修生培训，当年暑季，学生程某突发高热，每天持续 39.5℃以上，经西医治疗，高热不退，束手无策。当时张老想到可以用草药治疗，随即到中药标本室抓了以下草药：荆芥 15g，防风 10g，苏叶 15g，一枝黄花 20g，黄毛耳草 20g，野菊花全草 20g，兰香草 20g，青蒿 20g，甘草 10g，刘寄奴 20g。1 剂，水煎服。

嘱其同窗袁某煎药，趁热服下。约过半小时，程同学大汗淋漓，随即高热退清，大家纷纷称赞草药的神奇妙用。

"发霉"的苍术

有一次张老在市中心医院中药房认药，发现苍术饮片表面"长了白毛"，当即告诉医院中药师傅说苍术发霉了。师傅笑着说不是长霉，是结晶物析出。原来这是南苍术的根茎，其挥发物为茅术醇和 β-桉油醇，且含量高、质量好，多供出口。南苍术主产于江苏、河南等地，浙江也产，其中以江苏茅山所产品质最佳，又称茅苍术。其气味清香而不辛烈，燥湿而不伤胃，健脾不碍除湿。《本草正》云："然惟茅山者其质坚小，其味甘醇，补益功多，大胜他术。"

苍术切开了以后，中间有一些红色油点，叫朱砂点，指它像朱砂的颜色。这其实是苍术的油腺，苍术的芳香油就在里面，好的茅苍术油腺比较多。苍术切开以后，表面会出现一层白霉样物质，有人会误认为长霉了，其实这是正品优质苍术的表现，开处方时写"霜苍术"或"霜术"。作为医生应当知道苍术出现的白霜是正常的分泌物质现象，反而是质量好的一种表现。

此外，药用苍术还有北苍术的根茎，主产于河北、山西、陕西等地，其功效不如南苍术。两者均为菊科植物。

女贞子降谷丙转氨酶效果好

1992年夏天，护理专业的女同学陈某找张老看病，她患肝病多月，单项谷丙转氨酶（GPT）增高（160 U/L），经中西医护肝治疗，指标一直不降。

张老看了她之前治疗的中药处方，方中有茵陈、垂盆草、茯苓、香茶菜、凤尾草、五味子等中药，但效果欠佳，于是在其原方基础上加入女贞子20g。服用半个月后，GPT降至80U/L。嘱咐她继续使用，1个月后复查，GPT已降至正常。

女贞子为木犀科植物女贞的果实，味苦，性平，归肝、肾二经，功用补肝肾、强腰膝、明目。《唐本草》谓其"主补中，安五脏，养精神，除百疾，久服肥健，轻身不老。生武陵川谷"。其果皮齐墩果酸含量约为14%，为护肝降酶有效成分。现代药理研究证实，女贞子具有抗炎、保肝、抗肿瘤等多种作用，其提取物有抗氧化应激、抗炎、促进肝癌细胞的凋亡等多种生物活性作用，可通过多靶点、多信号通路改善各种急慢性肝损害，但有轻度腹泻的不良反应。

狗尾草治沙眼

1966 年张老探亲回家，看到他的父亲忙于田间采集狗尾草，好奇问有何妙用，他的父亲说可治沙眼。采集狗尾草的花穗，消毒后用其在患者睑结膜上摩擦。治疗一次即可，随后再予护眼治疗，疗效佳。

狗尾草为禾本科狗尾草属植物，味淡，性平，归心、肝经，功用清热利湿、祛风明目、解毒杀虫。全国各地都有分布，浙江还有两种近似植物，大叶狗尾巴草和金色狗尾巴草功效类似。《本草纲目》记载："莠草秀而不实，故字从秀。穗形像狗尾，故俗名狗尾。其茎治目痛，故方士称为光明草、阿罗汉草。""疣目，贯发穿之，即干灭也。凡赤眼拳毛倒睫者，翻转目睑，以一二茎蘸水夏去恶血，甚良。"民间常用以治疗目赤肿痛、热淋、疳积、牙痛。因其含有多糖类化合物和多酚类化合物，故具有抗菌、抗病毒疗效。

解毒草药连钱草治验

在中草药群众运动"一根针，一把草"的年代，张老收集到治疗红茴香中毒的一味草药，疗效不错。

1975 年夏季，张老接到市中心医院急诊科周善根医师的电话，说科室来了一位红茴香中毒患者，要其前往协助抢救。

据患者家属反映，患者由于关节肿痛多年，听说红茴香治疗该病疗效佳，便自用根皮干品约 50g 煎服。服下不久即感上腹不适、头昏、恶心呕吐、呼吸困难，继之出现昏迷、抽搐而送往医院。

患者神志不清、阵发性抽搐、呼吸困难，虽经中毒急救常规处理仍未见效，入院后约两小时出现口鼻血性泡沫，深昏迷状态，急性肺水肿症状明显。张老当即在金华卫校百草园采到新鲜连钱草（全草）约 1 斤，洗净，加凉白开捣烂取汁，鼻饲灌服，并继续给予静脉支持。约过 1 小时之后，患者逐渐平静，血性泡沫持续减少，抽搐频率降低。清晨约 4 时许，患者方转清醒，送往病房行后续治疗。

红茴香为木兰科植物披针叶茴香，味苦，性温，有大毒，功用祛风通络、散瘀止痛，善治跌打损伤、风湿痹痛、痈疽肿毒。其抗炎、镇痛效果较好，但其根、根皮、果实均含毒性成分莽草毒素、莽草酸等，毒理作用与印防己毒素相似，并具有毒蕈样作用，对中枢神经系统有高度兴奋作用，大剂量服用可引起肝、肾的病理损害，甚至导致呼吸循环衰竭而致死。

连钱草为唇形科植物全草，味辛、微苦，性微寒，归肝、肾、膀胱经。功用利湿通淋、清热解毒、散瘀消肿，善治热淋、石淋、湿热黄疸、疮痈肿痛、跌打损伤。《本草纲目》中连钱草名为积雪草。民间用以治疗胆结石，其鲜品捣汁服用治疗雷公藤中毒疗效确切。但对于解救红茴香中毒，张老仅治疗过 1 例，其解毒成分不详。

生姜可解关白附中毒

2003 年张老弟子陈某因病服用含关白附的中药，在煎药过程中，5 剂中药的关白附（总量 25g）被他人误倒入 1 剂中药中，而本人不知情。服后约半小时，陈某感胸闷心慌，随之症状加剧，被送往市中医院急诊科。张老知情后当即赴医院诊治，陈某神志清醒但较烦躁，自觉心慌胸闷，心电图显示频发室性早搏，T 波改变。按常规处理的同时静滴阿托品制剂，症状未能缓解，张老当即给以鲜生姜 30g 切片煎汁约 500mL，频繁灌服一次服完。约过半小时，陈某自感胸闷心慌改善，心电图显示偶发室早，次日康复出院。

关白附为毛茛科乌头属植物黄花乌头的块根，味辛、甘，性大热，有毒，功用祛寒湿、止痛、善治风寒湿痹、头痛、口眼㖞斜、半身不遂、腹部冷痛。中毒主要表现为对心肌的损害。

生姜对乌头类、天南星科植物中毒有解毒作用，疗效确切。生姜味辛，性微温，功用解表散寒、温中止呕、化痰止咳、解鱼蟹毒。《药性赋》云生姜："制半夏，有解毒之功，佐大枣，有厚肠之说。"

现代药理研究表明，乌头碱类药物中毒的致死原因是致命性心律失常及呼吸衰竭。有报道称生姜中的姜醇、姜酮可以中和乌头碱的分解产物，解除乌头碱的毒性，从而减轻心肌损害的程度，缩短病程。

人参既能止血又能活血

人体大出血时可用独参汤止血、摄补阳气，故独参汤被列为中医急诊用药。但人参使用不当的话反而促进出血。

1981 年张老患胃溃疡准备手术，为了增强体质，术前 1 周每日连续服用红参 5g（煎服）。术后吻合口出血，持续 2 天，经输血、西药止血等措施均未能止住，医院会诊准备第二次手术。但张老当时体质十分虚弱，不同意手术，于是采用三七粉 3g 加白及 10g 混匀开水调服，服后血止。由此可见人参有活血作用，术前忌服人参。

人参和三七均含有止血活性成分三七素，这是一种氨基酸，三七素止血作用可能是通过促进组胺使血管收缩实现。其中三七中三七素含量最高，故止血功效较强。三七中有含量较高的人参皂苷 Rg_1，具有溶血作用，而人参中人参皂苷 Rg_1 含量也不低，故人参也有活血作用。但三七主要表现为止血活血，而人参以滋补强壮见长。

两味中药止血显神效

如前文所述，1981 年张老患胃溃疡病行胃次全切手术，术后吻合口大出血不止，中西医治疗均未能止血，血压持续下降，生命垂危。紧急时刻张老以中药止血，即用三七粉 3g 和白及粉 10g 混匀，开水调匀后吞服。服后效果显著，严重出血被止住，得以转危为安。

三七为化瘀止血药，瘀血不去，新血不生；白及为收敛止血药，且白及胶黏性大，服后可黏附于受损胃黏膜上，形成保护膜挡住出血口，防止继续渗血，并可促进生肌作用，实为良方妙药。

三七善化瘀血，又善止血妄行，为治血衄要药；且化瘀血而不伤新血，又为理血妙品。对同时存在瘀血及出血的患者，三七有显著治疗作用。其味甘、微苦，性温，归肝、胃两经，既可活血散瘀，又可止血生血。《本草纲目拾遗》言："人参补气第一，三七补血第一，味同而功异，故人称人参三七。"三七"生打熟补"，生服去瘀生新、消肿止痛，并有止血不留瘀血、行血而不伤新血的优点；熟服可补益健体。

现代药理研究表明，三七有显著的抗凝作用，能抑制血小板聚集，促进纤溶并使全血黏度下降，增加局部血流量，收缩血管断端，增强血小板活力，促进凝血活性物质产生。三七止血的有效成分是非蛋白氨基酸"三七素"，可抑制纤维蛋白形成。

《本草新编》记载："白及，味苦、辛，气平、微寒，阳中之阴也。入肺经。功专收敛，亦能止血。败症溃疡、死肌腐肉，皆能去之。敷山根，止衄血。涂疥癣，杀虫。此物近人皆用之外治，殊不知其内治更神，用之以止血者，非外治也。"白及所含的黏胶质黏性极强，具有护膜生肌、收敛疮疡的作用。其治疗胃、十二指肠出血时，能牢固地粘着在消化道黏膜表面，形成一层胶状保护膜（类似于硫糖铝凝胶），既可减轻胃酸、胃蛋白酶对胃黏膜的破坏，又可在出血局部抑制纤溶过程，增强血小板功能，促进血液凝固。

三七配伍白及有非常好的补血止血作用，为治疗胃、十二指肠出血之良法。

人参、三七在同一人身上发生过敏

谢某，女，金华卫校教师，因体虚曾服用别直参3g，次日全身散发红色皮疹，瘙痒难忍。后服用抗过敏药物苯海拉明，症状缓解，皮疹消退。

事隔半年，谢某因外伤服用三七粉5g，次日全身散发皮疹，症状如服别直参，予抗过敏药物后缓解。人参与三七均属五加科人参属植物，故在同一人身上可能出现相似的过敏反应。此案例值得医家注意。

人参为五加科植物人参的根，三七为五加科植物三七的根。其来源同科、同属，是亲缘关系相近的两种植物。人参属植物的药用成分主要为人参皂苷，其包含十多种不同的化学分子单位。人参和三七所含的人参皂苷种类大体相同，其所含的相似的皂苷类物质进入人体后，可能会作为抗原或半抗原引起变态反应性疾病，也可能为过敏样药物反应，即由药物直接刺激肥大细胞或嗜碱性粒细胞释放过敏介质（如组织胺、5-羟色胺等），或直接激活补体系统，直接或间接作用于靶器官而引起患者发生过敏。

诊余漫话

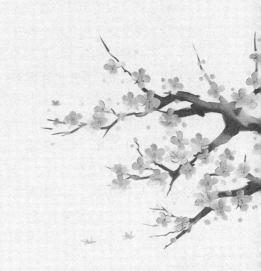

肿瘤是全身疾病的局部表现

当今社会，由于经济、医疗、社会、自然环境及个人性格、饮食习惯、运动、遗传、家庭关系、工作压力等多种因素的影响，恶性肿瘤处于各种疾病之首，给人类的健康造成极大的危害。恶性肿瘤虽然只表现为某个器官的疾病，如肺癌、乳腺癌、胃癌等，但实际上是全身疾病在某个器官的局部表现。其理由如下。

1. 不同肿瘤的发生、发展与变化有着共同的病因，都是正邪相争变化的结果，并受内外因素的影响。

内因：肿瘤的发生与机体免疫功能密切相关，免疫缺陷性疾病的患者和接受免疫抑制剂治疗的患者更易患恶性肿瘤。"正气内存，邪不可干"和"邪之所凑，正气必虚"中的正气指的是"精、气、神"。肿瘤的发生与情志失调关系密切，情志失调容易造成人体气机紊乱、脏腑气血阴阳失调，从而导致恶性肿瘤的发生。

外因：六淫邪气侵袭或人体不能适应气候变化，均会影响脏腑功能，阻碍气机运行，导致气血瘀滞、痰湿凝滞，积久而成肿瘤。

2. 从疾病的演变过程看，患者先有亚健康的体质，机体功能低下，后出现气虚、肝郁、痰凝、瘀滞等全身问题，并伴有局部病变的演变过程。以胃癌的发病过程为例，先是慢性胃炎伴肠化，再发生异常细胞增生，最终演变成胃癌。其演变过程漫长，一般为 10～30 年。随着患者病情的发展，出现癌细胞扩散，此时涉及多脏器病变，成为全身性疾病。

3.患者所表现的症状除某脏器固有的症状之外，还表现出全身性症状。以肺癌为例，患者除咳嗽、胸闷、咯血之外，还有乏力、口干、纳呆、少寐等全身症状，故不能只看局部而忽视整体。

4.对肿瘤的治疗，中医学的治疗理念是治人不治癌，即从整体出发兼顾个体特征，从整体观念与辨证施治的方法入手，达到治病求本的目的。

治肿瘤十九法

　　肿瘤的病因复杂，病机深奥，病证多变，给疾病的治疗带来一定的难度。张老在临床实践中，根据肿瘤的不同类型，总结出19 种针对肿瘤的中医治法。

【补气法】

　　适用于术后恢复期、化疗康复期或病程进展期，出现明显的气虚证症状，如神疲乏力、面色苍白、少气懒言、动则气喘、自汗、纳呆、头昏、舌淡、脉细等的肿瘤患者。多见于肺癌、消化系统肿瘤的患者。

　　常用中药：人参、党参、西洋参、太子参、仙鹤草、黄芪、白术、制黄精、红景天、绞股蓝等。

　　方如四君子汤、补中益气汤、参苓白术散、生脉散。

【养阴法】

　　适用于术后津液耗伤，化疗、放疗火灼伤阴，肿瘤后期阴液耗伤，出现明显的阴虚证症状，如形体消瘦、咽干口燥、五心烦热、心烦少寐、潮热盗汗、排便不畅、低热不退、舌红、脉数等的肿瘤患者。多见于鼻咽癌、喉癌、胃癌、肺癌、肝癌、卵巢癌的患者。

　　常用中药：南沙参、北沙参、麦冬、天冬、生地黄、玉竹、天花粉、石斛、西洋参、女贞子、白菊花、墨旱莲。

方如六味地黄汤、一贯煎、大补阴丸、沙参麦冬汤、青蒿鳖甲汤、玉女煎。

【补血法】

适用于术后血虚，化疗、放疗引起白细胞减少，出现血虚症状，如头昏眼花、心慌少寐、手足麻木、面色苍黄、唇色淡白、舌淡、脉细等的肿瘤患者。

常用中药：当归、白芍、制何首乌、鸡血藤、阿胶、熟地黄、桑椹、枸杞子、红枣、龙眼肉。

方如四物汤、归脾汤、当归补血汤。

【温补法】

适用于出现面色苍白、畏寒肢冷、神疲乏力、脘腹冷痛、便溏、尿频、尿多、浮肿、气短、自汗等阳虚症状的肿瘤患者。多见于消化系统肿瘤、泌尿系统肿瘤、白血病的患者。

常用中药：附子、干姜、肉桂、高良姜、花椒、吴茱萸、淫羊藿、巴戟天、肉豆蔻、鹿角、桑螵蛸、冬虫夏草、补骨脂、炒杜仲、肉苁蓉、仙茅。

方如金匮肾气丸、右归饮、附子理中汤。

【化痰法】

适用于出现胸闷咳痰、呕吐痰涎、胸胁支满、头目眩晕、痰火、痰核、苔白滑、脉弦滑等症状的肿瘤患者。多见于肺癌、甲状腺癌、食管癌、胃癌、喉癌、恶性淋巴瘤的患者。

常用中药：桔梗、枳壳、瓜蒌、天竺黄、半夏、竹茹、陈皮、浙贝母、川贝母、葶苈子、昆布、海藻、海浮石、黄药子、制天南星、紫菀、炒僵蚕、金荞麦、旋覆花等。

方如苓桂术甘汤、二陈汤、温胆汤、三子养亲汤、半夏白术天麻汤、消瘰丸、止嗽散。

【散结法】

适用于由于癌细胞不断分裂而形成实质性肿块，肿块扩大压迫就近脏器，并造成肿瘤转移扩散的癌症患者。多见于甲状腺癌、乳腺癌、肝癌、卵巢癌、前列腺癌、皮肤癌、脑癌及转移性肿瘤患者。

常用中药：玄参、夏枯草、猫爪草、牡蛎、枳实、连翘、地鳖虫、海浮石、鸡内金、斑蝥、守宫、橘核、荔枝核、地龙。

方如消瘰丸。

【化瘀法】

适用于癌症各个阶段，由于瘀血阻滞不能消散，导致瘀血肿块形成，并伴有疼痛拒按、瘀斑、舌下静脉曲张等症状的肿瘤患者。多见于甲状腺癌、肝癌、乳腺癌、前列腺癌、卵巢癌、子宫癌的患者。

常用中药：丹参、泽兰、水蛭、牛膝、蜈蚣、川牛膝、水红花子、川芎、桃仁、红花、赤芍、红藤、苏木、延胡索、郁金、乳香、没药、䗪虫、炒刺蒺藜、败酱草、月季花。

方如桃红四物汤、补阳还五汤、大黄䗪虫丸、大黄牡丹汤、当归四逆汤等。

【行气法】

适用于肿瘤各个阶段，由于情志不舒、饮食失调或感受外邪而气机阻滞，出现局部闷、胀、痛、痞、嗳气、胁痛、呃逆等症状的肿瘤患者。

常用中药：制香附、青皮、枳实、木香、预知子、乌药、小茴香、佛手片、枳壳、陈皮、香橼、薤白、大腹皮、砂仁、藿香、佩兰、玫瑰花、柴胡、厚朴、紫苏梗、木莲果、檀香、降香、沉香、阿魏、豆蔻、草果、槟榔、益智仁、胡椒。

方如金铃子散、五磨饮子、逍遥散、越鞠丸、良附丸、半夏厚朴汤、天台乌药散。

【清热祛毒法】

癌症患者常伴因热毒壅盛、里热炽盛或虚热内蕴而出现的实热或虚热症状，清热祛毒法可清热毒、抗肿瘤，故适用于各种肿瘤的各个阶段。

常用中药：蚤休、半边莲、半枝莲、猫人参、三叶青、山慈菇、白英、龙葵、金银花、金荞麦、鱼腥草、香茶菜、石上柏、土茯苓、石见穿、败酱草、红藤、连翘、蒲公英、干蟾、守宫、穿山甲、蛇莓、青黛、天花粉、黄芩、蛇六谷、斑蝥、紫花地丁、藤梨根、水杨梅根、天葵子、白花蛇舌草、菝葜、冬凌草、蜂房。

方如龙蛇蜀羊汤、犀角地黄汤、五味消毒饮、犀黄丸、龙胆泻肝汤、苇茎汤、白头翁汤。

【除湿法】

适用于因嗜食生冷、饮酒过度，脾阳失运而出现胸脘痞闷、纳呆呕恶、泄泻便溏、消化欠佳、黄疸、淋浊、苔腻、脉濡等症状的肿瘤患者。

常用中药：藿香、佩兰、豆蔻、砂仁、薏苡仁、木香、厚朴、苍术、草果、猪苓、茯苓、泽泻、车前子、茵陈蒿、金钱草、葫芦壳、滑石。

方如藿香正气散、平胃散、三仁汤、茵陈蒿汤、八正散、五苓散、萆薢分清饮。

【健脾法】

适用于出现消化功能衰弱症状，如纳呆、口淡、便溏等的肿瘤患者。

常用中药：薏苡仁、鸡内金、山楂肉、神曲、炒麦芽、炒稻芽、炒扁豆、木香、茯苓、炒白术、刘寄奴、芡实、山药等。

方如保和丸、参苓白术散、健脾丸。

【安神开郁法】

适用于出现精神紧张、焦虑、失眠、多梦、心烦等症状的肿瘤患者。

常用中药：麦冬、丹参、百合、酸枣仁、远志、栀子、龙骨、牡蛎、合欢皮、合欢花、首乌藤、郁金、天麻、萱草、茯苓、钩藤、玉竹、云芝、琥珀、柏子仁、朱砂、磁石、铁扫帚。

方如酸枣仁汤、萱草开郁汤、甘麦大枣汤、朱砂安神丸。

【养肝法】

适用于由于肝肾亏损，出现头昏耳鸣、眩晕、多梦、口眼干涩、腰酸、肢麻、胁胀、腿酸无力、视物模糊等症状的肿瘤患者。

常用中药：北沙参、麦冬、枸杞子、菊花、当归、白芍、牛膝、狗脊、川续断、山药、山茱萸、制何首乌、菟丝子、覆盆子、桑螵蛸。

方如一贯煎、六味地黄丸、左归丸、大补阴丸。

【降逆法】

适用于出现呃逆、嗳气、呕吐等症状的肿瘤患者。常见于食管癌、胃癌、肠癌的患者。

常用中药：旋覆花、代赭石、炒枳壳、木香、陈皮、半夏、竹茹。

方如旋覆代赭汤、丁香柿蒂汤、半夏竹茹汤。

【止痛法】

适用于各种肿瘤晚期出现各种疼痛的患者。

常用中药：延胡索、赤芍、白芍、娑罗子、三七、冰片。

方如身痛逐瘀汤、膈下逐瘀汤。

【疏肝法】

适用于出现精神焦虑、胸胁胀痛、心烦、口苦咽干、乳房作胀、月经不调、舌淡红、脉弦虚等症状的肿瘤患者。多见于乳腺癌、胃癌、鼻咽癌、肝癌、卵巢癌的患者。

常用中药：香附、郁金、丹参、紫苏梗、预知子、木莲果、玫瑰花、绿梅花、川楝子、柴胡、薄荷、陈皮、香橼皮、防风。

方如逍遥散、痛泻要方、四逆散。

【固涩法】

适用于各种肿瘤康复阶段或肿瘤晚期出现多汗、多尿、腹泻、脱肛、遗精、尿失禁、带下、崩漏等滑脱症状的患者。多见于肺癌、消化系统肿瘤、前列腺癌、膀胱癌、宫颈癌的患者。

常用中药：五味子、浮小麦、糯稻根、麻黄根、五倍子、碧桃干、海螵蛸、芡实、金樱子、山茱萸、乌梅、黄芪、炒白芍、牡蛎、沙苑子、桑螵蛸、鹿角霜、莲须、诃子、赤石脂、肉豆蔻、明矾等。

方如牡蛎散、玉屏风散、桑螵蛸散、水陆二仙丹、四神丸、固冲汤、完带汤等。

【润燥法】

适用于术后津伤或化疗后出现咽喉燥痛、面赤烦躁、口干便秘、痰中带血等症状的患者。多见于肺癌、胃癌、肠癌、肾癌、鼻咽癌、卵巢癌的患者。

常用中药：玄参、生地黄、麦冬、百合、贝母、桑叶、菊花、天冬、芍药、藕节、石斛、天花粉、阿胶、沙参、火麻仁、郁李仁、瓜蒌仁、松子仁、柏子仁。

方如增液汤、养阴清肺汤、麦门冬汤、百合固金汤。

【免疫抗癌法】

此类中药多为藻菌类低等植物，主含多糖成分，能提高人体的免疫功能，适用于免疫力低下的肿瘤患者。

常用中药：茯苓、猪苓、香菇、石斛、灵芝、灰树花、猴菇菌、海藻、昆布。

由于肿瘤病因复杂、症状多变，因此常多种病机绞合在一起，在辨证和治法上常为两种及以上组合，呈现如下类型：益气养血、益气固表、益气健脾、益气滋肾、益气养阴、益气养心、益气养肝，疏肝益气、疏肝养血、疏肝行气、疏肝健脾，养阴清热、养阴化痰、养阴润燥，健脾行气、健脾滋肾、健脾固涩、健脾降逆，软坚散结、解表散结、解毒散结、化瘀散结，活血通络，燥湿化痰。

◎ 攻癌策略浅谈

恶性肿瘤是影响人类健康的重大疾病，当前我国癌症发病率持续上升，给社会、患者及其家庭都带来了巨大的压力。在肿瘤的防治上，如何早期发现、正确治疗、指导康复是医务工作者，尤其是肿瘤专科医生面临的艰巨任务，在肿瘤诊治的过程中，必须处理好以下各方面的关系。

【 医者与患者的关系 】

患者寻医是对医生的信任，从诊治的第一天起，医患之间形成了一个共同体，其共同目标是保卫健康。在共同体中，医生应该为主体，因此在医患关系中，医生必须做到热心、诚心、爱心、关心、真心，把患者当作自己的亲人，认真听取患者感受。建立良好的医患关系、取得患者的信任是肿瘤康复治疗的第一步。

【 心理治疗与药物治疗的关系 】

当患者获知自己患上癌症后，首先的反应是心理恐惧、心无所主、情绪低落，从而进一步造成机体免疫功能低下，促使病情恶化。因此，在与患者沟通的过程中，医生必须进行心理疏导工作，让患者正确认识自身疾病，树立抗病信心；同时还要注意保护性医疗制度，哪怕病情恶化也不能在言语和表情上有所表现，以免给患者带来劣性刺激。

【 中医与西医的关系 】

在肿瘤防治过程中，中西医各有优势，不能有任何偏见。中医整体观、治病求本为其特色；西医诊断精确、治疗靶点明确，有其优势。因此，中医医生必须掌握肿瘤的病理类型，学会看懂各种化验指标以及临床的诊断报告；西医医生也须借鉴中医的基本理论、体质学说，对患者进行个体化治疗。

【 综合治疗与中医治疗的关系 】

当前对恶性肿瘤的病因尚未完全清楚，给患者的康复带来一定难度，因此采取综合治疗是首选方案。具体来说，恶性肿瘤早期应尽早手术治疗，术后根据患者体质和疾病状况，给予化疗、放疗、生物疗法、介入疗法、内分泌疗法、热疗等。中医可在西医治疗之后进行康复调理以巩固疗效，但作为综合治疗的一部分，不能夸大中医的疗效。

【 治标与治本的关系 】

中医学认为，发生肿瘤的根本原因在于"正虚"，使邪气有可乘之机。在肿瘤治疗过程中，应始终贯穿扶正的观念，根据阴阳、气血、脏腑的虚损程度，选用不同的扶正中药。根据不同的病理阶段，采用"攻补兼施""先补后攻""单纯扶正""先攻后补"等不同治疗法则。

【 主证与兼证的关系 】

肿瘤患者的病程漫长，由于病情复杂，病症也多变，在治疗过程中始终要抓住主证，兼顾兼证，首先应提高患者的免疫功能，再顾及其他兼证的治疗。

【 新病与旧病的关系 】

肿瘤患者以老年人居多，随着年龄增长，常在原发慢病（如高血压、冠心病、糖尿病、肾病、溃疡病等）的基础上又患肿瘤新病。因此，在治疗过程中应两者兼顾，分清主次。

【 辨证论治与现代中药药理研究的关系 】

由于肿瘤治疗的难度较大，许多医家把研究对象转向天然药物，经过成分提取、药理研究和临床应用，取得可靠的成果，如紫杉醇、长春碱、砷剂等。这些天然抗癌药物给肿瘤患者带来福音，但也给机体带来很多不良反应。许多中草药被体外药理试验证明有抗肿瘤作用，但在人体内的疗效有待进一步研究。因此，中医治疗必须以辨证施治为依据，兼顾现代的药理研究。

【 辨证施治与单方的关系 】

民间有许多治疗肿瘤的单方验方，需要我们去发掘整理、去伪存真。如 20 世纪 60 年代发掘出的抗癌中草药藤梨根、白花蛇舌草、冬凌草、龙葵、蛇莓等单方均来自民间。但在治疗过程中，只靠单方是不够的，必须以复方为主辨证施治。

【 姑息治疗与根治的关系 】

肿瘤晚期由于病情加重，出现多脏器的功能衰竭，根治无望，此时应将重点放在改善症状上，以提高患者的生活质量为主，如应用止痛药、健胃药等。

【食疗与药疗的关系】

两者并用对肿瘤康复有利。食疗是服用具有提高免疫功能作用的蔬果食品及药食两用的中药，长期服用对疾病康复、防止复发有利。同时，中医主张忌口，忌食热性、辛辣性及发物。但也不能绝对，适当食用未必不可。应强调食物的多样化，营养平衡，防止偏食。

【首诊与次诊的关系】

对患者进行首诊时应仔细查阅相关资料，认真做好望闻问切，这样可使患者感觉医生认真负责，从而增强其对医生的信任。次诊时，由于对患者病情比较熟悉，就诊时间可以缩短些。

【肿瘤指标与肿瘤患者的关系】

肿瘤指标的检测对于癌病的预防有重要的参考价值，但不是绝对的。例如曾有两例巨块型肝癌伴癌栓患者的甲胎蛋白（AFP）一直处于正常范围，而另一例多发性肝微小癌患者，肿瘤直径只有数毫米，但 AFP 高达 1400 单位。所以，要对患者进行综合评估，"中医治人不治癌"就是说要整体观察患者。

【治疗现病与防变干预的关系】

肿瘤容易出现转移，如肝癌影响到胃（木克土），直肠癌转移到肺（肺与大肠相表里），肺癌转移到肝（金克木）等，必须提早预防。医生对疾病转化规律要有认识，并及时采取干预措施。

【急与缓的关系】

不少癌症患者经过手术或放化疗，出现神疲乏力、纳呆等症状。由于患者急于改善现状，医者急于求功，常选用一些峻补药物，结果患者症状反而加重，这是"虚不受补"。因此，在治疗上应先用小剂量益气健脾药物，待患者适应后逐渐加大剂量。

【大药量与小胃口的关系】

许多抗肿瘤的中草药体积大、剂量大、煎煮药汁多，而患者服不了大剂量药汁。此时可将体积大的药物（如白花蛇舌草、冬凌草、仙鹤草等）先煎煮，取其汁当水，再与其他中药共煎服用。

⚙ 治癌以"和"为贵

"天人合一""以和为贵"是我国传统文化儒家学说的精髓。癌症病因多为五脏六腑不和引发阴阳失调，导致虚、瘀、痰、毒、郁生成，气机失调，久积成癌。癌症发病是慢性过程，在治疗过程中需坚持可持续性，这就要求用药必须和缓，不要急求成效。脾为后天之本，故调和脾胃是治癌之大法。

而从癌症患者的体质着想，治疗上应用缓和之药更能奏效。治未病在癌症防治中也体现为以和为贵。

"和"法是中医治法（八法）中的一种手段。"和"法符合肿瘤自身发展规律，癌细胞是正常细胞的异变，治法上不能采取"赶尽杀绝"的办法，而以"归顺招安"的温和手段更为合适。"和"法在治疗各种癌症中的具体运用如下。

1.瘀血性患者不宜过多使用活血破瘀药（如莪术、穿山甲、全蝎、蜈蚣、斑蝥、水蛭等），过多运用破血药容易出现癌细胞扩散，导致癌栓出现。而应用缓和的活血药（如丹参、水红花子、川芎、川牛膝、三棱、泽兰等）更能奏效。

2.肺癌患者多为气阴两虚，以润肺养阴药物（如南沙参、麦冬、天花粉、羊乳、石斛）为首选。

3.肝癌患者常配以柔肝散结中药，如丹参、制香附、酒白芍、制女贞、水红花子等。

4.气虚患者少用峻补药，如别直参、野山参等，常用缓补中药，如黄芪、党参、太子参、制黄精、绞股蓝、半枝莲等。

5.胃癌患者宜用养胃阴健脾胃中药，如北沙参、麦冬、天花粉、芦根、乌梅、石斛等。

6.癌症腹泻少用附子、干姜、肉桂等温热护阳药物，常用高良姜、山茱萸、草果、五味子、乌梅、仙鹤草等温和收敛健脾药。

7.卵巢癌常用滋肾清热药，如知母、黄柏、栀子、菊花、川牛膝等。

8.抗癌药应选用药性缓和并能提高免疫力的药物，如猪苓、茯苓、猫爪草、三叶青、山慈菇、制女贞、铁皮石斛等，少用"以毒攻毒"之类药，如红豆杉、斑蝥、水蛭、光慈菇、水银等。

9.气滞患者多用缓和的行气药，如炒枳壳、砂仁、佛手片、陈皮、木香、玫瑰花等，而少用破气药，如炒枳实、九香虫、青皮等。并配以养阴药，以制其辛燥之性。

❀ 常用抗癌基本方

肺癌

【治法】

偏向于益气养肺。

【基本方】

南沙参、麦冬、党参、生黄芪、制女贞、炒白术、炒枳壳、茯苓、生薏苡仁、猫爪草、浙贝母、三叶青、冬凌草、山慈菇、红景天。

【方解】

肺癌患者常见口干、乏力、脉细等气阴两虚之表现。治疗肺癌以益气养阴、行气散结为原则。"肺主一身之气","喜润恶燥",气阴充足,肺脏司呼吸功能才能正常,故用南沙参、麦冬、浙贝母润燥养肺阴;黄芪、党参、白术、茯苓、枳壳、薏苡仁益气健脾祛湿,补母益子;红景天补气清肺,益智养心,收涩止血,散瘀消肿,能抗缺氧、抗疲劳,可以迅速提高血红蛋白与氧的结合能力,提高血氧饱和度,降低机体的耗氧量,增加运动耐力,恢复运动后疲劳,并有抗菌、镇痛、抗辐射、延缓衰老作用,在内分泌系统有双向调节作用;女贞子补益肝肾,固气之根;猫爪草、三叶青、冬凌草、山慈菇清热解毒,散结抗癌。

乳腺癌

【治法】

偏向于疏肝散结。

【基本方】

郁金、制香附、丹参、小青皮、天冬、党参、麦冬、炒白术、炒枳壳、茯苓、生薏苡仁、猫爪草、柴胡、玫瑰花、三叶青、冬凌草、山慈菇。

【方解】

乳腺癌患者多肝郁气结，郁金、香附为张老常用疏肝药对，加青皮、柴胡、玫瑰花行气疏肝；乳腺癌患者多发于中老年，患者常出现气阴两虚之象，如口干口苦等症，用天冬、麦冬滋阴，党参、白术补气；天冬及小青皮滋阴行气，是常用的"除胀"药对；脾胃为生化之源，白术、枳壳、茯苓、薏苡仁健脾和中，"有一份胃气，就有一份生机"，张老注重固护脾胃，类似西医学提高自身免疫力；猫爪草、三叶青、冬凌草、山慈菇抗肿瘤，提高免疫功能。

肝癌

【治法】

偏向于益气养肝散结。

【基本方】

生黄芪、制女贞、丹参、党参、麦冬、虎杖、炒白术、炒枳壳、茯苓、生薏苡仁、猫爪草、水红花子、半枝莲、香茶菜、地耳草、三叶青、冬凌草、山慈菇。

【方解】

癌肿为体内病邪耗气伤正，肿瘤患者当不忘扶正，故予黄芪、党参、白术补气；麦冬滋阴；女贞子补益肝肾；茯苓、薏苡仁、白术、枳壳四药健脾和中，其中茯苓又可抗癌肿，对多种肿瘤均有效，薏苡仁生用则其抗肿瘤成分不易因炮制而丢失。癌症为中医"癥瘕积聚"范畴，癌症患者需注意活血药的使用，若用破血药恐有癌肿扩散风险，故需活血力缓者徐徐图之。丹参为张老临床治疗肿瘤常用的活血药，丹参酮是丹参抗肿瘤的主要有效成分，可以通过杀伤各种肿瘤细胞、诱导肿瘤细胞分化及凋亡等机制发挥其抗肿瘤作用，但临床有"丹参主要应用于肿瘤的早期，晚期其疗效不佳反而有助癌细胞扩散风险"的说法。肝癌患者多有胁肋疼痛之苦，虎杖入肝、胆经，既可轻利湿热，又活血化瘀，宣畅胁肋部气机；水红花子入肝经，散血消癥，消积止痛，治疗癥瘕痞块、瘿瘤、肿痛；地耳草、香茶菜为张老治肝功能异常、肝癌等肝病的小验方；猫爪草、冬凌草、三叶青、山慈姑为广谱抗癌中药，联用增强抑制肿瘤作用。

食管癌

【治法】

偏向于益气健脾、降逆散结。

【基本方】

生黄芪、党参、北沙参、麦冬、炒白术、炒枳壳、鸡内金、茯苓、生薏苡仁、猫爪草、旋覆花、代赭石、黄药子、三叶青、冬凌草、山慈菇、守宫。

【方解】

食管癌的典型症状为进行性的吞咽困难，先是难咽干的东西，继而是半流质食物，最后水和唾液也不能咽下，属中医"噎膈"范畴，临床辨证先察虚实。实者是指气、痰、血三者互结于食道，虚者为津血日渐枯槁。初期以标实为主，或痰气交阻、瘀血内结，或津亏热结、气虚阳微；根据气结、痰阻、血瘀的不同，分别进行治疗，但均需加入滋阴养血润燥之品。后期以本虚为主，应据津血枯涸及阳气衰弱的程度，给予不同的调治。食道以通降为顺，津液失濡、脾气不运使食入梗阻、吞咽不下。方中北沙参、麦冬滋养胃阴；黄芪、党参补气；白术、枳壳、茯苓、薏苡仁健脾和中，助运化；"诸花皆升，旋覆独降"，旋覆花降气止呕，加代赭石重镇降逆，两药下行降逆；鸡内金助健胃消积；黄药子性寒，味苦、咸，有小毒，能化痰散结、解毒消肿、凉血止血，主治瘿瘤瘰疬、无名肿毒、咳喘气逆、癌症肿瘤等病症。日本学者对部分中药的水提物和甲醇提取物的抗癌活性进行初步筛选研究，用试管内试验证实，黄药子对癌细胞生长的抑制率达 75% 以上；我国学者研究发现黄药子复方抗癌乙片对用 N-亚硝基肌氨酸乙酯诱发的小鼠胃鳞状上皮癌前病变及癌变均有明显抑制作用，证实其有较好的食管癌前病变阻断性治疗作用。守宫，又名壁虎、天龙，味咸，性寒，有小毒，入肝经，有祛风定惊、解毒散结等功，联合三叶青、冬凌草、山慈菇三药加强抗肿瘤作用。

胃癌

【治法】

偏向于益气养胃、健脾散结。

【基本方】

生黄芪、党参、北沙参、麦冬、石斛、炒白术、炒枳壳、茯苓、生薏苡仁、猫爪草、猫人参、佛手片、木香、炒白芍、芡实、鸡内金、三叶青、冬凌草、山慈菇。

【方解】

癌症患者多久病伤正，素体正虚，邪乃有乘虚而入之机；邪气羁留体内，耗气伤阴，故患者常呈气阴两虚之象。对于胃癌患者，方当益气养阴、健脾散结。石斛味甘，性微寒，归胃、肾经，具有益胃生津、滋阴清热的功效，道家医学经典《道藏》将铁皮石斛列为"中华九大仙草"之首。李时珍在《本草纲目》中记载铁皮石斛："久服，厚肠胃……补内绝不足，平胃气，长肌肉，逐皮肤邪热痱气，脚膝疼冷痹弱，定志除惊。"《神农本草经》记载铁皮石斛："主伤中、除痹、下气、补五脏虚劳、羸弱、强阴。"方中南沙参主滋肺阴，北沙参主滋胃阴，张老常以北沙参、麦冬、石斛滋阴养胃；黄芪、党参补气；白术、枳壳、茯苓、薏苡仁四药补中气，调脾胃；胃癌患者脾胃功能必虚弱，可见消化不佳、便溏泄泻、胃胀胃痛等消化道症状，故用芡实健脾除湿，木香、佛手理气和胃止痛，鸡内金助消化，助脾胃复司运化之职；胃癌患者常因胃痛不适引发情志不舒，用炒白芍柔肝缓急止痛；猫人参合猫爪草、三叶青、冬凌草、山慈菇清热解毒，散结抗癌。

肠癌

【治法】

偏向于益气健脾固肠。

【基本方】

生黄芪、炒党参、北沙参、麦冬、制香附、茯苓、生薏苡仁、炒白术、炒枳壳、鸡内金、煨草果、骨碎补、三叶青、冬凌草、山慈菇、干蟾。

【方解】

恶性肿瘤患者病邪久羁体内，暗伤气阴，故应以益气扶正为基本。炒党参无滑肠之弊，适合肠道功能失调而易腹泻患者，故方中用炒党参、黄芪补气，北沙参、麦冬滋阴，茯苓、薏苡仁、白术、枳壳培养后天，鸡内金助消化，草果燥湿温中止泻。《本经逢原》云其："除寒，燥湿，开郁，化食，利膈上痰，解面食、鱼、肉诸毒。"干蟾味辛，性凉，微毒，入阳明经，功效破症结、行水湿、化毒、杀虫、定痛，具有明显的抗癌作用。使用蟾酥治疗癌症具有悠久的历史，干蟾治疗癌症具有增强机体免疫力、抑制血管生成及对肿瘤细胞的直接抑制作用。现代研究表明，干蟾对结肠癌、肝癌、胰腺癌、皮肤癌、白血病和宫颈癌等恶性肿瘤均有作用，蟾皮抗肿瘤活性成分主要为蟾毒配基类和吲哚生物碱类，蟾毒配基类主要包含华蟾酥毒基、酯蟾毒配基等。三叶青、冬凌草、山慈菇抑制消化系统肿瘤，合干蟾抗癌。若患者存在骨转移，可加骨碎补、补骨脂等补肾强骨。

卵巢癌

【治法】

偏向于益气散结、滋肾清热。

【基本方】

知母、黄柏、川牛膝、土茯苓、党参、麦冬、炒白术、炒枳壳、茯苓、生薏苡仁、猫爪草、水红花子、半枝莲、炒杜仲、巴戟天、白毛藤、三叶青、冬凌草、山慈菇。

【方解】

水红花子归肝、胃经，功用散血消癥、消积止痛、利水消肿，可用于治疗癥瘕痞块、瘿瘤、食积不消、胃脘胀痛、水肿腹水等症，《滇南本草》载其能破血，治小儿痞块积聚，消年深坚积，疗妇人石瘕病。半枝莲清热解毒、化瘀利尿，日本学者通过对800种中药的抗肿瘤作用进行研究发现，88种中药对肿瘤细胞的抑制率高于90%，其中半枝莲对JTc-26瘤细胞的体外抑制率为100%，而对正常细胞的抑制率仅为50%，即使是对治疗乏术的晚期肿瘤，半枝莲亦有改善症状、抑制肿瘤增殖和延长患者生命的作用。白毛藤可清热解毒、利湿消肿、抗癌，主治癌症、子宫颈糜烂、白带、肾炎水肿、感冒发热、黄疸型肝炎、胆囊炎、胆石症，外用治痈疖肿毒，是妇科生殖系统恶性肿瘤的良药，亦可收敛止血，对卵巢肿瘤患者阴道出血症状可有一定程度的缓解。白毛藤含大量番茄烯胺、类黄酮等抗癌成分，既可阻止身体细胞癌变，还可杀死已经出现在人体内的肿瘤细胞，其中的皂苷还具有抑菌、抗炎等多种功能，抑制致病菌对机体造成的伤害。土茯苓散结解毒，亦可抗癌；杜仲、巴戟天、川牛膝补益肾阳，充养先天，以利胞宫；卵巢癌患者常性激素水平紊乱，且多处于绝经期后，多出现阴虚内热之症，故用知母、黄柏滋阴清热且入下焦为主。

宫颈癌

【治法】

偏向于清热利湿、健脾散结。

【基本方】

知母、黄柏、苦参、白毛藤、白花蛇舌草、党参、麦冬、炒白术、炒枳壳、茯苓、生薏苡仁、猫爪草、炒杜仲、土茯苓、败酱草、三叶青、冬凌草、山慈菇。

【方解】

中医学认为宫颈癌多因湿毒久蕴，癥瘕积于下焦，冲任失调所致，常见湿热毒聚、气滞血瘀及肝肾阴虚证，又以湿热毒聚最为常见，故法当以清热利湿、健脾散结为主。方中白毛藤功效清热解毒、利湿消肿、抗癌，善治宫颈癌、卵巢癌等，为妇科生殖系统恶性肿瘤的良药；败酱草可清热解毒、消痈排脓、祛瘀止痛，主治肠痈肺痈、痈肿疮毒、产后瘀阻腹痛，对宫颈癌有良效；白花蛇舌草清热解毒，利湿通淋；苦参清热燥湿，杀虫止痒，对妇科带下病、阴痒病有显著疗效；黄柏清下焦湿热。上几味共奏清热利湿解毒之功。知母、麦冬滋阴清热；白术、茯苓、薏苡仁、枳壳健脾利湿，另可防大队清热药伤中伐胃；杜仲补肝肾固本；土茯苓解毒利湿，合猫爪草、三叶青、冬凌草、山慈菇清热解毒，散结抗癌。

脑癌

【治法】

偏向于祛风化痰、养阴散结。

【基本方】

蛇六谷、天南星、威灵仙、蝉蜕、炒僵蚕、丹参、杭白菊、天麻、炒白术、茯苓、生薏苡仁、猫爪草、川芎、生白芍、炒白术、炒枳壳、海浮石、党参、麦冬、夏枯草、三叶青、冬凌草、山慈菇、炙龟甲。

【方解】

古人云"怪病多痰"，痰为体液代谢异常的产物，是形成肿瘤的重要病理因素，有留着、黏滞的特性，故使疾病反复发作、难以痊愈；痰又能随处流动，使癌毒可以播散到全身。张老往往从化"痰"入手治疗脑瘤，首选蛇六谷，其为天南星科植物魔芋的块茎，其味苦、辛，性温，有毒，该品具有清热解毒、行瘀消肿、软坚散结、抗癌的功效，能从诱导癌细胞凋亡、调节人体免疫功能、抑制癌基因表达、抗肿瘤血管生成等多方面发挥抗癌作用。张老治疗脑癌时常以其配制南星，并加威灵仙通行十二经络，临床效果显著。但蛇六谷有一定毒性，会强烈刺激口腔黏膜，能产生强烈的口舌麻胀刺痛、咽喉灼痛等症状，故本品入药需先煎 1～2 个小时以去除毒性。脑癌患者邪留脑窍，脑部气血阻滞，常见头晕、头痛等症，故用僵蚕祛风通络、化痰散结，蝉蜕疏散风热、明目退翳，两者合用疏畅头部气血，使头目清明；白菊平肝养肝，白芍滋养肝体，川芎入肝行气活血，天麻平肝潜阳，龟甲滋阴潜阳，此5味药养肝平肝，防止肝阳上亢；海浮石软坚散结，与夏枯草等化痰散结中药同用可消癌瘤。

治脾胃心法：女性疏肝，男性养胃

脾胃病是常见病与多发病，如慢性胃炎、反流性食道炎、消化功能紊乱等，病程较长，严重者可恶变致癌，极大影响人们的身心健康。

关于脾胃病的治法，由于病证复杂，各个门派学者积累的经验各异，疗效不一。张老治疗脾胃病的临床经验为女性着重疏肝，男性着重养胃。

为什么女性着重疏肝？这与妇女的心身特点有关。从心理特点来看，女性心细、多愁善感，容易心情烦躁，怒则伤肝，肝木偏旺，克伤脾土，故疏肝健脾在治疗妇女脾胃病中显得重要，方如柴胡疏肝散。

至于男性，常有烟酒嗜好，饮食不规则，饥饱无度，容易损伤胃阴，表现为口干、脘胀、排便不畅、纳呆、呃逆干呕、舌光质红少津、脉细，故以养胃健脾法为主，方如益胃汤。

🏵 中药不同剂量与疗效

蒲公英：10g 健脾胃；20g 以上清热解毒，消痈散结。

黄连：5g 安神，抗心律失常，治胃酸过多；10g 清热燥湿，止痢。

龙胆草：3g 健脾胃；5g 清肝热；10g 泻肝火，退热止痛。

生大黄：3g 健脾胃；5g 泻火凉血；10 ～ 15g 泻下积滞；20g 活血化瘀。

柴胡：5g 以下升阳举陷；6 ～ 10g 疏肝解郁；15g 以上疏风退热。

甘草：3 ～ 5g 调和诸药；6 ～ 10g 补中益气，缓急止痛；15 ～ 20g 解毒，有糖皮质激素样作用。

益母草：15 ～ 20g 活血调经，30g 利水消肿。

白术：10 ～ 20g 健脾止泻，20g 以上通便润肠。

丹参：10 ～ 20g 清心安神，20g 以上活血化瘀。

枳壳：10g 健脾消痞；10 ～ 15g 通利大便，止腹痛；20g 以上补气升提。

黄芪：15g 以下升血压，30 ～ 60g 降血压。

川芎：10g 以上增强子宫收缩，20g 以上抑制子宫收缩。

桑叶：10g 发汗；15g 以上止汗，散风热。

鹿茸：10 ～ 15g 增强心脏收缩，20g 以上抑制心脏收缩。

人参：5 ～ 10g 升高血压，15g 以上有降压作用；对高血压患者降压，对低血压患者升压。

三七：10g 以下有抗心律失常作用，10g 以上可能引起房室传导阻滞。

延胡索：10 ～ 20g 有镇静催眠作用，20g 以上出现帕金森综合征样反应。

冬虫夏草：3 ～ 10g 可治疗肾功能衰竭，20g 以上可造成肾功能损害。

白芍：20g 以下有柔肝敛阴作用，30g 以上可能引起肝细胞损害。

✿ 功效近似中药区别

1. 陈皮、橘红、橘络、枳实、枳壳

药名	共同点	不同点
陈皮	入肺、脾经，行气化痰，理脾、肺经气滞	性温，主升浮，能健脾燥湿化痰，燥湿化痰力量大于佛手
橘红		性温而燥，燥湿力强，治寒痰、咳嗽、肝胃气痛优于陈皮
橘络		性凉，功善通络，治痰热咳嗽、胸痛
枳实		性寒，力峻主降，功善行气消痞导滞、消食积痰滞，可治疗脘胀痞满、腹痛，破胃肠气结
枳壳		性凉，力缓，功善行气宽中除胀

2. 佛手、香橼、枸橘、青皮、橘叶、橘核

药名	共同点	不同点
佛手	性温，入肝、脾、肺经，疏肝理气、和中化痰	燥湿化痰能力强，用于治疗久咳痰多，肝脾气滞作疼，止呕力大于香橼，疏肝大于陈皮
香橼		燥湿化痰力缓，止痛力弱，化痰力大于佛手
枸橘		破气力强，用于治疗肝气郁结、乳房胀痛、疝痛
青皮		破气力强，主沉降，治肝郁气滞、乳房胀痛、疝痛，能破肝胆气结
橘叶		功善散郁结，治胸胁痛、乳房肿痛、乳痛作疼
橘核		功善散结止痛，治疝气、睾丸肿痛

3. 木香、小茴香、广藿香、香附、青木香、檀香、沉香、丁香、乳香、降香、红木香

（1）木香、小茴香、广藿香

药名	共同点	不同点
木香	味辛，性温，行气宽中止痛，善治脾胃气滞、纳呆、脘腹胀痛	兼能芳香化湿、利胆，治下痢
小茴香		兼能疏肝祛寒，治胃寒呕吐、疝痛
广藿香		兼能芳香化湿，治暑湿呕恶

（2）香附、青木香

药名	共同点	不同点
香附	味辛，行气宽中止痛，善治肝胃气滞	理气开郁，通行十二经气分，解六郁（气、血、痰、火、食、湿），治胸胁作痛、脘腹胀痛、疝痛，调月经，为气中血药
青木香		性寒，治胸胁胀痛、脘腹疼痛、中暑腹痛

（3）沉香、檀香、丁香

药名	共同点	不同点
沉香	味辛，性温，行气宽中止痛，善治寒凝气滞	去胸腹阴寒，治胸腹胀痛、胃寒呕逆，兼温肾纳气，治痰饮喘咳，偏于降气
檀香		利膈宽胸，治胸腹疼痛、胃寒作疼，升中有降，偏宣散气郁
丁香		治脘腹冷痛、胃寒呕逆、寒疝腹痛，有温肾助阳作用

（4）乳香、降香、红木香

药名	共同点	不同点
乳香	味辛，性温，行气宽中止痛，善治瘀血气滞	治瘀血性胃腹疼痛、痛经闭经、跌打疼痛
降香		治心腹疼痛、跌打肿痛、金疮出血、腹痛呕吐，兼化秽浊
红木香		治食积胃痛、跌打作疼

4. 生姜、干姜、煨姜、炮姜、姜炭、姜皮、高良姜

药名	共同点	不同点
生姜	同为姜科植物，味辛，性温热，归脾、胃经，能温中散寒，治脾胃虚寒、脘腹冷痛、呕逆泄泻	兼入肺经，能发散风寒、解毒，治风寒感冒、寒痰喘咳
干姜		回阳通脉力强，兼入心、肾、肺经，治心腹冷痛、肺寒喘咳，温肾祛寒
煨姜		温经止血力强，治虚寒性出血，如吐血、崩漏、阳虚失血，温里作用较弱
炮姜		温中散寒，温经止血，用于脾胃虚寒、腹痛吐泻、吐衄崩漏、阳虚失血
姜炭		化瘀止血，治虚寒咯血、吐血、便血、产后瘀血腹痛
姜皮		温脾利水，治水湿肿满
高良姜		兼能消食止痛，治胃寒冷痛、嗳气吞酸

张昌禧

学术经验集粹

5. 砂仁、草果、白豆蔻、草豆蔻、红豆蔻

药名	共同点	不同点
砂仁	均为姜科植物，味辛，性温，入脾、胃经，功善燥湿行气，温中散寒，治湿阻中焦、脘腹胀痛、胃寒呕吐、泄泻	兼能安胎
草果		燥湿散寒力强，兼能截疟
白豆蔻		温中止呕力强，止痛强于砂仁
草豆蔻		温中强度与砂仁相似，燥湿力强于砂仁
红豆蔻		散寒力强，兼能入肾经，治肾气虚寒、遗精、遗尿、夜间多尿

6. 附子、干姜、肉桂

药名	共同点	不同点
附子	性热，归心、脾、肾经，功善温中散寒、温肾回阳，治脾胃虚寒、心腹冷痛、腹痛泄泻、肾阳虚寒、寒凝痹痛、亡阳欲脱	为纯阳之品，通行于十二经络，走而不守，内彻外达，能升能降，能温能散。回阳救逆力强，上助心阳以通血脉，下补肾阳以益火
干姜		兼能通血脉，守而不走，引附子入肾而祛寒回阳，附子无干姜不热。同当归、白芍等血分药同用，入血中之气而生血，并入肺经，治寒饮、肺寒喘咳
肉桂		守而不走，偏暖下焦，温肾纳气，引火归元，为治沉寒痼冷之药。药性力缓，治无根之火（沉寒痼冷之亡阳厥逆、心腹作痛、寒疝、阴疽、蛔厥），兼能通血脉，治痛经，引火归元而治虚喘

7. 附子、川乌、草乌、关白附、雪上一枝蒿

药名	共同点	不同点
附子	均为毛茛科植物，性热，有毒，生用大毒，内服需炮制，归心、肝、脾经，功善祛风除湿、散寒止痛，治风寒湿痹、关节疼痛、心腹疼痛、心腹冷痛、寒疝腹痛、疮疡肿毒	兼入肾经，大壮元阳，回阳救逆力强，能通行十二经络，内彻外达，走而不守，主治寒湿踒躄、拘挛膝痛
川乌		温阳之力不如附子，专搜风湿痛痹，偏于治风，性主浮，主治痹证
草乌		功同川乌，但性悍烈，止痛力强，治沉寒痼冷之痛
关白附		偏治风痰之头痛、口眼㖞斜、半身不遂
雪上一枝蒿		止痛力强，并能活血化瘀，治跌打骨痛、疱疡蛇毒

8. 花类中药

（1）疏风清热类：辛夷、菊花、野菊花、金银花、芙蓉花

药名	相同点	不同点
辛夷	疏风解表，清热解毒，治外感表证，咳嗽，疮疡肿毒	味辛，性温，能散风寒、通鼻窍，长于治鼻渊
菊花		味辛，性凉，散风热，兼能平肝明目，治头痛眩晕、眼目昏花
野菊花		味辛，性凉，清热解毒力强，兼清肝热，治肝阳头痛、目赤肿痛、疮疡肿毒
金银花		味甘，性寒，既散风热，又能解毒，治温病发热、丹毒喉痹、热毒血痢、疮疡肿痛
芙蓉花		味辛，性凉，清热消肿力强，治疮疡肿毒、蛇伤

（2）疏肝解郁类：佛手花、代代花、合欢花、绿梅花、玫瑰花、茉莉花

药名	相同点	不同点
佛手花	疏肝理气，开郁和中，治肝胃气滞、胸脘胀闷、梅核气	味辛、微苦，性温，兼能散瘀，治月经不调
代代花		味甘、微苦，性平，兼能开胃止呕，治纳呆呕恶
合欢花		味甘，性平，解郁安神力强，治忧郁失眠、心神不安
绿梅花		味微酸、涩，性平，能开郁和中化痰，治梅核气、瘰疬疮毒
玫瑰花		味甘、微苦，性温，能和血止痛，治月经不调、纳呆呕恶
茉莉花		味辛，性温，和中辟秽力强，治胸腹痞闷、腹痛泄泻

（3）活血化瘀类：月季花、红花、西红花、蒲黄、凤仙花、山茶花

药名	相同点	不同点
月季花	活血化瘀，兼能止血，治瘀血性疾病，吐衄崩漏，跌打损伤	味甘，性温，主活血调经，治月经不调、痛经
红花		味辛，性温，主活血调经，治月经不调、痛经，化瘀力比月季花强
西红花		味甘，性平，兼能活血解毒、解郁安神，治温毒发斑、忧郁痞闷、惊悸发斑
蒲黄		味甘，性平，兼能通淋，治热淋涩痛、痛经
凤仙花		味甘，性温，主祛风止痛，治风湿痹痛、腰痛、蛇伤
山茶花		味辛，性凉，兼收敛止血，治各种出血、烫伤

（4）化湿理气类：厚朴花、葛花、木槿花、鸡冠花

药名	相同点	不同点
厚朴花	清湿热，理脾胃	味苦，性微温，主理脾胃气滞，治胸脘痞闷、纳呆
葛花		味甘，性平，能解酒毒，治暑湿泄泻、便血
木槿花		味甘，性凉，主清下焦湿热，治痢疾带下
鸡冠花		味甘、涩，性凉，主清下焦湿热，兼收敛止血，治血痢、带下、崩漏

9. 半夏、天南星、禹白附、水半夏、蛇六谷

药名	相同点	不同点
半夏	功善燥湿化痰、解毒消肿，治痰饮咳嗽、中风痰厥、瘰疬、蛇伤	走而能守，专走脾胃，降逆止呕力强，治膀胱胀满、反胃呕吐。清半夏（白矾炮制）长于化痰，姜半夏（白矾、生姜制）善于止呕，法半夏（甘草、石灰制）偏于温化寒痰，生半夏外用消肿解毒
天南星		走而善行，专走经络，祛风止痉力强，治风痰眩晕、口眼㖞斜、癫痫、破伤风。制南星（白矾、生姜炮制）增强化痰之力；胆南星（胆汁制）降低燥烈性，性转苦凉，治痰热惊风抽搐；生南星消肿止痛
禹白附		祛风止痛力强，专治风痰壅盛、口眼㖞斜、偏头痛、破伤风，外治瘰疬痰核、毒蛇咬伤
水半夏		燥湿化痰止咳，无止呕之功
蛇六谷		燥湿化痰，解毒消肿，治风痰癌症、外治蛇伤、无名肿毒

10. 藁本、白芷、苍耳子、细辛、羌活、独活、川芎、刺蒺藜、蔓荆子、薄荷、菊花

药名	相同点	不同点
藁本		味辛，性温，治厥阴头痛，直走头顶，又为头颈部疾病引经药，兼能解表散寒
白芷		味辛，性温，主阳明头痛（痛偏前额，眉棱骨痛），并能散风寒、祛寒湿、消肿排脓、止齿龈连面颊肿痛
苍耳子		味辛，性温，主风寒头痛，又能散风通窍，治鼻渊
细辛		味辛，性温，散风寒头痛，治风寒头痛、牙龈疼痛或夜间牙疼
羌活		味辛，性温，散太阳风寒，治后脑疼，兼治上半身游风
独活	均可治头痛	味辛，性温，治少阴头痛目眩，痛连齿颊，兼下半身伏风
川芎		味辛，性温，搜少阳经风邪，解少阳经血郁，治两侧头痛
刺蒺藜		味苦、辛，性平，主肝阳上亢之眩晕头痛，兼能疏肝祛风明目
蔓荆子		味辛、苦，性平，主太阳头痛，又能散肝经风热，治头昏头痛
薄荷		味辛，性凉，治风热上攻头痛目赤，兼能透疹利咽
菊花		味辛，性凉，治肝阳上亢、肝风上扰之头痛，兼能养肝明目

11. 黄连、黄芩、黄柏、栀子、龙胆草

药名	相同点	不同点
黄连	味苦，性寒，功善清热燥湿，泻火解毒，治湿热泻痢，黄疸带下，疮疡肿毒	偏于中焦，善清心胃之火，除烦热，治热病心烦、胃热呕吐、消谷善饥、口舌生疮、大热炽盛、神昏谵语
黄芩		偏于上焦，善清肺火、解肠热，治肺热咳嗽、血热妄行所致各种出血、血热胎动不安
黄柏		偏于下焦，能泻肾火、疗骨蒸，治热淋带下、阴虚发热、骨蒸盗汗、遗精
栀子		清上、中、下三焦之火，治热病心烦郁闷、肝胆湿热所致黄疸、血热妄行所致吐衄尿血
龙胆草		偏于下焦，泻肝胆火热，治湿热黄疸、带下阴痒、湿疹、肝经热盛、高热惊厥、肝胆实热胁痛、耳鸣、口苦、目赤

12. 朱砂、磁石、琥珀、珍珠母、石决明、龙骨、牡蛎、酸枣仁、远志、柏子仁、合欢、首乌藤、萱草花

（1）朱砂、磁石、琥珀、珍珠母、石决明、龙骨、牡蛎

药名	相同点	不同点
朱砂	均为金石介壳类药物，性寒，质重，主降，能镇怯、镇心安神，多用于实证	镇心清热，治心火亢盛心神不安、惊悸失眠、癫痫，兼治疮疡肿毒
磁石		能潜阳安神，治阴虚阳亢之烦躁不宁、心悸失眠，兼能滋肾聪耳、纳气平喘
琥珀		能定惊安神通窍，治心悸失眠、惊风癫痫，兼能活血化瘀、利尿通淋
珍珠母		能潜阳安神，治肝阳上亢之眩晕失眠，兼能清肝明目
石决明		功同珍珠母，但潜阳力强
龙骨		能潜阳安神，治肝阳上亢之眩晕失眠，兼能收敛固涩
牡蛎		能潜阳安神，治肝阳上亢之眩晕失眠，兼能收敛固涩、软坚散结

（2）酸枣仁、远志、柏子仁、合欢、首乌藤、萱草花

药名	相同点	不同点
酸枣仁	均为植物类，质润，可润肝养心安神，多用于虚证	性平，治肝胆血虚或心脾两虚、虚烦胆怯之失眠，兼能敛汗
远志		性温，治心肾不交、痰阻心窍之失眠，兼能开窍祛痰、消痈
柏子仁		性平，治心脾两虚之失眠，兼能润肠通便
合欢		性平，治肝气忧郁之失眠，兼能活血消肿
首乌藤		性平，治肝肾不足、阴阳失调之失眠，兼能祛风通络
萱草花		性凉，治肝郁之失眠，兼能凉血利水

❁ 小验方

习惯性便秘

【组成】

当归 10g，焦栀子 10g，白术 20g，肉苁蓉 10g。水煎服。

【方解】

当归，味甘、辛，性温，归肝、心、脾经，具有补血活血、调经止痛、润肠通便之功效。

栀子，味苦，性寒，归心、肺、三焦经，具有泻火除烦、清热利湿、凉血解毒的功效。

白术，味苦、甘，性温，归脾、胃经，功用补气健脾、燥湿利水、止汗、安胎，《本草求真》中誉白术为"脾脏补气第一要药"。

肉苁蓉，味甘、咸，性温，归肾、大肠经，功用补肾阳、益精血、润肠通便。

研究表明，当归可明显改善血虚便秘，增加结肠和粪便含水量，软化粪便，促粪便排出。大量临床实践证明，大剂量（40g）生白术有良好的通便功能，患者服用生白术后大便性状改变，排便感增加，排便时间减少，排便周期缩短。

心烦

【组成】

温郁金 10g，制香附 10g，焦栀子 10g。水煎服。

【方解】

郁金，味辛、苦，性寒，归心、肝、胆经，功用活血止痛、行气解郁、凉血清心、利胆退黄。

香附为"气中血药"、女科常用理气之血药，味辛、微苦、微甘，性平，归肝、脾、三焦经，功用疏肝解郁、理气宽中、调经止痛。《本草纲目》记载香附："散时气寒疫，利三焦，解六郁。"

栀子，味苦，性寒，归心、肺、三焦经，具有泻火除烦、清热利湿、凉血解毒的功效，外用可消肿止痛，为治热病心烦、躁扰不宁之要药。《名医别录》谓栀子："大寒，无毒。主治目热赤痛，胸心大小肠大热，心中烦热，胃中热气。"《丹溪心法》之越鞠丸，《伤寒论》之栀子豉汤、栀子甘草汤、栀子生姜汤等均有清宣郁热，治心烦不得眠、心中懊侬等功能。现代药理研究表明栀子苷和京尼平为栀子主要抗抑郁活性成分。

焦虑

【组成】

每剂中药加配 25g 萱草，共煎。

【方解】

萱草，味甘，性凉，有小毒，归脾、肝、膀胱经，功用利水渗湿、清热止渴、解郁宽胸，用于小便赤涩、烦热口渴、胸闷忧郁。晋代嵇康《嵇中散集》云："合欢蠲忿，萱草忘忧。"说明古人在临床中多使用萱草花治疗郁病。

早期国内将萱草花用于临床肝病治疗，但在临床应用时发现了其镇静安眠作用。2008 年，张老参与的用"抗郁方"治疗功能性失眠症的 156 例临床研究结果显示，其总有效率达 96.2%。萱草花提取物可增加脑内额皮质及海马区 5- 羟色胺、去甲肾上腺素、多巴胺的水平，并作用于相应的受体或靶点，从而起到抗抑郁作用。

谷丙转氨酶、谷草转氨酶升高

【组成】

制女贞 15g，香茶菜 20g，地耳草 20g，垂盆草 20g，水煎服。另用鲜垂盆草 200g，洗净，榨汁内服，早晚各一次。

【方解】

女贞子，味甘、苦，性凉，归肝、肾经，具有滋补肝肾、养肝明目的功效。《玉楸药解》记载："女贞子，味苦，气平，入足少阴肾、足厥阴肝经。强筋健骨，秘精壮阳，补益精血，长养精神。"

香茶菜，味辛、苦，性凉，归肝、肾经，功用清热利湿、活血散瘀、解毒消肿，用于治疗湿热黄疸、淋证、水肿、咽喉肿痛、关节痹痛、闭经、乳痈、痔疮、发背、跌打损伤、毒蛇咬伤。

地耳草又叫田基黄，味甘、苦，性凉，归肺、肝、胃经，为民间常用草药，功用清热利湿、解毒消肿、散瘀止痛，善治肝炎、跌打损伤以及疮毒。

垂盆草，味甘、淡、酸，性凉，归肝、胆、小肠经，功用清热利湿、解毒消肿，主治湿热黄疸、淋病、泻痢、肺痈、肠痈、疮疖肿毒、蛇虫咬伤、水火烫伤、咽喉肿痛、口腔溃疡、湿疹及带状疱疹。

制女贞、香茶菜、地耳草、垂盆草均入肝经，或清肝胆湿热，或补肝滋阴。肝性喜条达，肝病之邪多责之于湿热，肝气被湿热所郁，则其气不舒，变生他恙。谷丙转氨酶、谷草转氨酶升高时，临床虽不一定有症状，但处于亚健康状态，此验方对于护肝祛邪有良效。

女贞子具有一定的护肝降酶作用，可减轻脂肪沉积、改善血脂紊乱、纠正肝功能。香茶菜含有齐墩果酸等抗肝炎成分，可改善四氯化碳所致的肝损伤，并对肝糖原有提升作用，具有较好的降低转氨酶的作用。地耳草作为我国传统中药，其含有的黄酮类组分对肝脏具有明显的保护作用。垂盆草水煎液的保肝降酶功效最好，主要含有糖类、黄酮类、三萜类及苷类成分，垂盆草中的总黄酮是重要的保肝降酶活性成分之一。

乌头类、天南星科植物中毒

【组成】

生姜，煎服或嚼服。

【方解】

生姜，味辛，性温，归肺、胃、脾经，具有抗炎、镇痛、止呕等功效，用于发散风寒、温中止呕等，可解多种食物、药物中毒。

半夏自古以来，因其味辛辣，麻舌而刺喉，具有"戟人咽"的刺激性，被列为有毒中药。现代研究表明，半夏毒性主要表现为强烈的刺激性，若炮制不当或服用生品，会对其所接触的嘴唇、咽喉、口腔、胃肠道黏膜产生强烈的刺激，导致口舌肿胀、咽喉刺痛，甚至失音、呕吐、腹泻等。历代本草有许多关于生姜解天南星科有毒中药毒性的记载。《神农本草经》有半夏"畏雄黄、生姜、干姜、秦皮、龟甲"的记录。葛洪《肘后备急方》曰："中半夏毒以生姜汁、干姜并解之。"

消化道出血

【组成】

三七粉 3g，白及粉 10g。混匀，温开水调服，一日两次。

【方解】

三七，味微苦，性甘、温，归肝、胃两经，既可活血散瘀，又可止血生血。《医学衷中西录》中载三七："善化瘀血，又善止血妄行，为血衄要药。""化瘀血而不伤新血，允为理血妙品。"

《本草新编》载："白及，味苦、辛，气平、微寒，阳中之阴也。入肺经。功专收敛，亦能止血。败症溃疡、死肌腐肉，皆能去之。敷山根，止衄血。涂疥癣，杀虫。此物近人皆用之外治，殊不知其内治更神，用之以止血者，非外治也。"

三七有显著的抗凝作用，能抑制血小板聚集，促进纤溶并使全血黏度下降，增加局部血流量，并收缩血管断端，增强血小板活力，促进凝血活性物质产生。三七能够显著缩短凝血时间及凝血酶原时间，用于胃出血或外伤出血者，可有效止血。白及具有收敛止血、消肿生肌的功效，三七配伍白及有补血止血的作用。白及所含的黏胶质黏性极强，具有护膜生肌、收敛疮疡的作用，其治疗胃与十二指肠出血时，能牢固地在消化道黏膜表面形成一层胶状保护膜，既可减轻胃酸、蛋白酶对胃黏膜的破坏，又可在出血局部抑制纤溶过程，增强血小板功能，促进血液凝固，故为治疗胃与十二指肠出血之良法。

呃逆

【组成】

柿蒂 10 ～ 15g。水煎服。

【方解】

柿蒂，味苦、涩，性平，归胃经，功用降逆止呃，主治呃逆。单味柿蒂止呃逆在《本草纲目》中有记载："古方单用柿蒂煮汁饮之，取其苦温能降逆气也。"柿蒂与丁香合用，为丁香柿蒂散，《本草求真》云："柿蒂味苦性平，虽与丁香同为止呃之味，然一辛热一苦平，合用兼得寒热兼济之妙。"

肩周炎

【组成】

丝瓜根 1 株，猪蹄 1 只。煮服汤剂，可加调味品。

【方解】

丝瓜根，味甘、微苦，性寒，功用活血通络、清热解毒，常用于治疗偏头痛、腰痛、痹证、乳腺炎、鼻炎、鼻窦炎、喉风肿痛、肠风下血、痔漏等。《本草纲目》载："丝瓜老者，筋络贯串，房隔联属。故能通人脉络脏腑，而去风解毒，消肿化痰，祛痛杀虫，及治诸血病也。"《本草备要》中述："通经络，行血脉，老者筋络贯穿，象人经络，故可借其气以引之。"

猪蹄，味甘、咸，性平，入胃经，功用补血、通乳、托疮，主治妇人乳少、痈疽、疮毒。《肘后方》言："猪蹄一具，合葱煮，去滓，纳少盐，以渍之。"张老认为本验方以丝瓜根通经活血，猪蹄补血。另有附桂猪蹄汤祛寒止痛、温经止痛，用治肩周炎亦有良效。

老年人便秘

【组成】

麻油 15～20ml，夜间睡前顿服。

【方解】

麻油，又称胡麻油、芝麻油，味甘，性凉，具有润肠通便、解毒生肌之功效，口服可润滑胃肠、软化粪块。据《本草纲目》记载，麻油有润燥、解毒、止痛、消肿之功。《名医别录》记载其可利大肠。

便秘

【组成】

桃花 10g，水煎服。

【方解】

桃花，味苦，性平，无毒，归心、肝、大肠经，功用利水、活血、通便，可促进铁的摄入，纠正贫血，减少毒素吸收，治水肿、脚气、痰饮、积滞、二便不利、经闭。《名医别录》载："主除水气，破石淋，利大小便，下三虫。"《唐本草》亦言其通大小肠："主下恶气，消肿满，利大小肠。"《备急千金方》载："水服桃花方寸匕。"

临床验案 15 则

发热

验案一

王某，男，76岁，2019年9月16日初诊。

患者发热20多天，午后明显，体温维持在37.8℃～38.5℃，伴纳呆、口干、膀胱胀、排便不爽。多处求医，西医诊治查不出发热原因，又经某中医师调治无效，遂前往上海某医院治疗，体温仍未降至正常。后经人介绍来张老处就诊。苔白腻，舌质红，脉细。

中医诊断： 发热（阴虚夹湿）。

西医诊断： 发热。

治则： 养阴清热，化湿健脾。

处方： 藿香10g，佩兰10g，豆蔻3g（后下），生薏苡仁20g，炒白术20g，炒枳壳10g，党参20g，麦冬15g，丹参20g，鸡内金10g，金银花10g，青蒿10g，秦艽6g，牡丹皮10g，地骨皮15g，赤芍20g，知母10g，佛手片10g，三叶青6g，生甘草5g。3剂，水煎服。

二诊（2019年9月19日）：老翁惊喜告知，3剂中药清除20

多天发热之患，称赞中医学的功效神奇。

【按语】

本病例是患者年老脾胃虚弱，运化失职，以致湿浊内生，郁而化热。湿为阴邪，阴邪旺于阴分，故见午后发热；阴虚火旺，津亏失润，故口干；湿邪阻滞气机，故膀胱胀；湿邪阻滞中焦，故纳呆、排便不爽；苔白腻、舌质红、脉细为阴虚有湿热之象。此时易滋阴反助湿、祛湿则伤阴、补气增郁热，故把握三者不失偏颇是治疗的关键。

张老以清骨散合三仁汤加减，同时加入补气化湿滋阴健脾之药，从整体入手。方中地骨皮凉血而退有汗之骨蒸；牡丹皮清热凉血，可清透阴分伏热而退虚热；知母泻火滋阴以退虚热；青蒿、秦艽皆辛散透热之品，清虚热并透伏热以外解；薏苡仁淡渗利湿以健脾，使湿热从下焦而去；豆蔻芳香化湿，利气宽胸，畅中焦之脾气以助祛湿；藿香、佩兰芳香化湿，醒脾开胃；金银花、三叶青、赤芍、丹参清热解毒，活血凉血；白术补气健脾燥湿，善治脾虚湿滞、气机不畅；佛手辛苦酸温，化痰和胃，理中焦之气；鸡内金、枳壳健运脾胃，理气宽中；党参、麦冬补脾益气养阴，可健脾运而不躁，滋胃阴而不滞；甘草调和诸药。诸药合用，共奏养阴清热、化湿健脾之功。

验案二

张某，男，64岁，2021年1月3日初诊。

患者患鼻咽癌多年，经放疗基本康复。近日自觉发热，寒热往来，经1个多小时自然消退，间隔2～3天发作一次。西医反复检查未发现异常，口服西药10天无效，求中医治疗。苔薄腻，脉细。

中医诊断： 发热（邪在少阳）。

西医诊断： 发热。

治则： 和解少阳。

处方： 柴胡 10g，黄芩 10g，青蒿 10g，秦艽 10g，地骨皮 15g，薄荷 10g，金银花 10g，徐长卿 10g，当归 10g，酒白芍 20g，炒白术 20g，茯苓 15g，炒枳壳 10g，鸡内金 10g，炒僵蚕 15g，天花粉 10g，麦冬 15g，生甘草 5g。7 剂，水煎服。

二诊（2021 年 1 月 10 日）：服药后未再发热，建议原方再服 7 剂。

三诊（2021 年 1 月 17 日）：两周未发热，腹泻，改服健脾中药。

【按语】

本病例患者患鼻咽癌多年，气血阴阳亏虚，脏腑功能失衡，阴血不足，阳火有余，火发于外则为热火，火郁于中则为形寒。少阳枢机不利，寒热往来，休作有时如疟状。《伤寒论》载："血弱气尽，腠理开，邪气因入，与正气相搏，结于胁下，正邪分争，往来寒热，休作有时，默默不欲饮食。脏腑相连，其痛必下，邪高痛下，故使呕也，小柴胡汤主之。"张老以小柴胡汤为基础进行治疗，小柴胡汤具有和解少阳之功效，主治伤寒少阳证及妇人中风，热入血室，疟疾、黄疸等病见少阳证者。

方中柴胡苦平，入肝胆经，透泄少阳之邪，并能疏泄气机之郁滞，使少阳之邪得以疏散；黄芩苦寒，清泄少阳之热；柴胡、黄芩相配伍，一散一清，恰入少阳，以解少阳之邪。秦艽、青蒿清透阴分伏热，退虚热，除骨蒸；地骨皮、徐长卿甘寒，善退肝肾之虚热，除有汗之骨蒸；金银花清热解毒，轻清宣透，叶天士谓其"入营犹可透热转气"；薄荷疏散郁遏之气，透达肝经郁热；

白芍酸苦甘寒，养血敛阴，柔肝缓急；当归、白芍、柴胡合用，补肝体而助肝用，且柴胡为引药。肝病传脾，故以党参、白术、茯苓、枳壳、甘草健脾益气、理气宽中，使营血生化有源；麦冬、天花粉清热养阴生津；鸡内金健运脾胃；僵蚕化痰散结；生甘草清热，调和药性。诸药合用，使气机得解，血虚得养，脾弱得复，气血兼顾，则诸症自除。

二诊巩固，三诊时以腹泻为主症，木郁则土衰，故服健脾中药善后。

腹痛

验案

张某，女，43岁，2020年6月8日初诊。

患者两年前阑尾手术，术后局部肠粘连，时有腹部不适，近期又作，刻下症见右下腹隐痛、腹胀、口干、排便不爽，苔薄腻，脉细。

中医诊断：腹痛（气滞血瘀，腑气不通）。

西医诊断：肠粘连。

治则：健脾行气，通腑活血。

处方：北沙参15g，麦冬15g，党参20g，炒枳壳10g，生薏苡仁20g，茯苓15g，炒白术20g，当归10g，炒白芍20g，乌药10g，大血藤20g，蒲公英10g，鸡内金10g，制女贞15g，甘松10g，佛手10g，木香5g，炙甘草10g。7剂，水煎服。

二诊（2020年6月15日）：腹胀改善，大便通畅，苔薄，脉细。拟用原法。

处方：北沙参 15g，麦冬 15g，党参 20g，丹参 20g，炒枳壳 10g，生薏苡仁 20g，当归 10g，炒白芍 20g，茯苓 15g，炒白术 20g，蒲公英 10g，鸡内金 10g，制女贞 15g，甘松 10g，佛手 10g，木香 5g，生甘草 5g。7 剂，水煎服。

【按语】

本案患者系腹部手术损伤腹部脉络，气滞血瘀而致腹痛，即所谓"不通则痛"；术后气血耗伤，致气血不和，不能温养，即"不荣则痛"。腹痛以"通"立法，张老以当归芍药散加减辅以健脾疏理气机为主。

方中当归补血活血止痛；白芍养血柔肝，合甘草缓急止痛；茯苓、白术、薏苡仁、党参健脾利水渗湿；辅以行气理气药，乌药行气止痛、温肾散寒，木香行气止痛、健脾消食，枳壳行气宽中，甘松行气开郁醒脾，佛手行气解郁疏肝；大血藤苦平，功效活血祛风、清热解毒，善于清热解毒散结，为治肠痈的要药；初病之热毒湿浊随着病程日久，已转变为气滞血瘀，但仍夹有湿浊或湿热，蕴阻于少腹经络血分之间，其瘀浊郁热必然耗损肝肾之阴，故加女贞子滋补肝肾之阴；蒲公英清热解毒；北沙参、麦冬养阴润肺，益胃生津；鸡内金健胃消食；甘草调和诸药。

二诊即腹痛改善。

虚劳

验案

郭某，男，67 岁，2013 年 9 月 6 日初诊。

患者两个月前体检发现右肺占位，于 7 月 20 日手术，术后病理诊断为"右肺腺癌"，共化疗 4 次，现要求中药调理。刻下症见神疲乏力、口干、纳呆、咳嗽、咳痰不畅，有时腰酸，二便通畅，苔薄质红，脉细。

诊断： 虚劳（气阴两虚）。

治则： 益气养肺，健脾润燥。

处方： 南沙参 15g，麦冬 15g，太子参 20g，女贞子 15g，炒白术 20g，炒枳壳 10g，猪苓 15g，茯苓 15g，生薏苡仁 20g，猫爪草 15g，浙贝母 10g，天花粉 10g，苦杏仁 10g，金荞麦 20g，桔梗 10g，三叶青 6g，冬凌草 20g，山慈菇 10g，玉竹 15g。14 剂，水煎服。

二诊（2013 年 9 月 23 日）：患者药后乏力、口干改善，胃纳可，二便通畅，咳嗽咳痰不畅，苔薄，脉细。

原方去玉竹，加生黄芪 20g，紫菀 10g。14 剂，水煎服。

三诊（2013 年 10 月 7 日）：药后乏力、腰酸改善，咳嗽咳痰发作减少，拟用原法。

之后随症加减调服约两年，病情稳定。2016 年 11 月 23 日复查显示右肺术后改变，第十二胸椎骨质破坏，疑似骨转移。患者遂行 γ 刀治疗，之后继续调服中药，在原方基础上加骨碎补

20g，乌梅 5g，七叶一枝花 10g。2018 年 4 月 27 日复查提示病情稳定，继续调服中药，生活质量良好，目前已生存 9 年。

【按语】

肺癌者多见气阴两虚征象，本案患者术后化疗损阴伤气，出现神疲乏力、口干、舌红、脉细等典型气阴两虚之症；肺脏虚损，宣降失司，发为咳嗽、咳痰；子病及母，脾气失健，发为纳呆；腰酸乃为老年患者肾虚之常态。

首诊予南沙参、麦冬、天花粉、玉竹、浙贝母养阴润肺；杏仁、桔梗止咳祛痰；金荞麦清热祛痰；白术、枳壳、茯苓、猪苓、薏苡仁健脾理气祛湿；太子参气阴双补；女贞子补益肝肾，此为固本培元；三叶青、冬凌草、山慈菇清热解毒散结，抗肿瘤。

二诊时加生黄芪、紫菀，加强补气祛痰之功。此后病情尚稳定，两年后出现骨转移，故加入骨碎补补肾强骨、活血止痛，骨碎补中的成分总黄酮对成骨细胞分化和增殖有促进作用，且能抑制破骨母细胞向多核破骨细胞转化；七叶一枝花清热解毒，凉肝定惊，消肿止痛；乌梅酸涩收敛，具圈固邪气、防止肿瘤扩散之功。骨转移提示肿瘤晚期，该患者长期服用中药的效果提示，即便晚期患者服用中药也可提高生活质量、延长生存时间。

附：益气养肺健脾润燥方

【组成】

南沙参 15g，麦冬 15g，太子参 20g，女贞子 15g，炒白术 20g，炒枳壳 10g，猪苓 15g，茯苓 15g，薏苡仁 20g，猫爪草 15g，浙贝母 10g，天花粉 10g，苦杏仁 10g，金荞麦 20g，桔梗 10g，三叶青 6g，冬凌草 20g，山慈菇 10g，玉竹 15g。

【方解】

张老认为，肺脏之疾多气阴两虚，肺积患者尤显，常见口干、乏力、脉细等气阴两虚之证。《内经》曰："邪之所凑，其气必虚。"张老治疗肿瘤患者常以固本培元、散结祛邪为基本治疗思想。此方系张老治疗肺癌患者常用的经验方，对于恶性肿瘤患者，宜祛邪与扶正相结合，补泻兼施。肺积患者以益气养阴、行气散结为法。

临证之时，张老多用南沙参、麦冬、浙贝母、天花粉、玉竹养阴润燥；炒白术、炒枳壳为补土调中的药对，加以茯苓、薏苡仁、猪苓健脾益气祛湿，补母益子；太子参气阴双补；苦杏仁、桔梗行气宣肺；三叶青清热活血散瘀，有抗炎杀菌之功，可提高白细胞数量及活性，其成分乙酸乙酯提取物可明显抑制肿瘤细胞生长并促使其死亡，化疗后患者白细胞降低可选用三叶青，增强机体免疫能力；冬凌草是一种广谱抗癌中药，对多种肿瘤细胞均有显著抑制作用，药理研究证实冬凌草甲素对肿瘤细胞的脱氧核糖和蛋白质的合成均有抑制作用；山慈菇清热解毒散结，其多糖体可刺激人体网状内皮系统，提高对癌细胞特异性抗原的免疫反应能力；金荞麦清热祛痰散结，含多种抗癌成分，可防止人体内致癌物质活性，阻止人体内亚硝酸铵的产生，并可抑制多种病毒的活性；张老临证多联用猫爪草、三叶青、冬凌草、山慈菇等药物以清热解毒，散结抗癌。

胸痹

验案

王某，女，77岁，2012年4月9日初诊。

患者高血压、冠心病、房颤病史3年余，时有心慌、胸闷、气短、乏力，夜间为甚，少寐，纳呆，下肢轻度浮肿，冠脉造影示左旋支狭窄70%。患者拒绝心脏介入手术，要求服用中药调治。苔薄腻，脉细结代。

诊断：胸痹（心阳不振，气虚痰凝）

治则：益气散结，健脾养心。

处方：生黄芪20g，党参20g，麦冬15g，丹参20g，葛根20g，苦参10g，炒枳壳10g，炒酸枣仁15g，瓜蒌皮10g，薤白10g，甘松10g，制黄精15g，五味子5g，炒白术20g，当归10g，鸡内金10g。7剂，水煎服。

随后以上方随症加减，连续服用，病情基本稳定。此后4年未间断服用中药。2016年2月28日患者再次就诊，胸闷、心慌已痊愈，夜间睡眠平稳，二便通畅，下肢轻度浮肿，夜间多尿，房颤明显改善，苔薄，脉迟伴有结代。原方去鸡内金，加巴戟天15g，琥珀粉5g（另冲）。以此方随症加减继续调治，病情间有少许波动，但总体平稳。目前病来已随诊10年，能自行来诊。

【按语】

本案患者有冠心病、房颤病史，症状于夜间加重，综合四诊，系胸阳不展、气虚痰浊之胸痹病，张老拟用瓜蒌薤白汤通阳散结。

方中党参、麦冬、五味子益气养阴宁心；黄芪、白术补气健脾，利水渗湿；酸枣仁宁心安神；《本草经百种录》言苦参专治心经之火，与黄连功用相近，药理上有显著的抗心律失常作用；佐鸡内金、枳壳、甘松理气健胃和中；黄精、当归益气滋阴，养血活血；葛根黄酮能使冠状血管血流量增加，血管阻力降低，减少心肌耗氧；丹参活血化瘀，清心除烦。葛根与丹参相配为张老治疗冠心病常用药对。

该患者初诊时高血压、冠心病、房颤病史3年余，冠脉造影示左旋支狭窄70%，予前法拟方加减调服后病情稳定。患者随诊10年，86岁时仍可自行来门诊就诊，可见中医药对提高患者生存及生活质量有重要意义。

心痹

验案

吴某，女，65岁，2011年5月12日初诊。

患者患风湿性心脏病多年，曾行心脏瓣膜置换术，心功能Ⅲ级、神疲乏力、胸闷、气短、口干、少寐、下肢浮肿，苔薄白，脉沉细。

中医诊断： 心痹（心肾阳虚）。

西医诊断： 风湿性心脏病。

治则： 益气清心，温阳通络。

处方： 生黄芪20g，党参20g，麦冬15g，五味子5g，丹参20g，桂枝10g，瓜蒌皮10g，薤白10g，茯苓15g，薏苡仁20g，炒白术 20g，炒枳壳 10g，酸枣仁 15g，巴戟天 15g，淫羊藿 15g，炒黄连 5g，炙甘草 10g，桑白皮 15g，葶苈子 10g（包煎）。

以上处方随证加减，患者已生存 10 年，未间断服药，心衰症状得到控制，下肢浮肿改善，能自行日常生活。

【按语】

此案张老以益气温阳为主，通络泻水为辅。方中黄芪、党参益气健脾，党参合麦冬、五味子益气生津养阴；茯苓、薏苡仁、炒白术健脾护胃除湿；丹参活血安神；酸枣仁宁心安神；黄连清心于上；巴戟天、淫羊藿温补阳气于下；枳壳宽胸理气；桑白皮清金利水，携葶苈子泻肺利水消肿；炙甘草补脾和胃，益气复脉，调和诸药。全方通过益气温阳，宽胸宁心，泻肺逐水之法，使患者生活质量提高。

附：益气养心健脾通络方

【组成】

生黄芪 20g，党参 20g，麦冬 15g，丹参 20g，葛根 20g，苦参 10g，炒枳壳 10g，瓜蒌皮 10g，薤白 10g，甘松 10g，炒酸枣仁 15g，五味子 5g，制黄精 15g，炒白术 20g，当归 10g，鸡内金 10g。

【方解】

此方为张老治疗冠心病、心绞痛等心血管疾病的常用验方，系瓜蒌薤白汤加味，总以益气养心、健脾通络为法。瓜蒌薤白汤由瓜蒌皮、薤白两味组成，为理气通阳散结之剂，善治表现为胸部闷痛、喘息、短气等症的冠心病心绞痛。薤白可促进纤维蛋白溶解，降低动脉脂质斑块、血脂、血清过氧化脂质，抑制血小板聚集和释放反应。瓜蒌可增加冠脉流量，亦有抗心律失常作用，其不同部位扩血管作用强度为"瓜蒌皮＞瓜蒌子＞瓜蒌仁＞瓜蒌壳"。

方中丹参具有活血化瘀、通经止痛、清心凉血除烦之效，有"一味丹参饮，功同四物汤"之誉；黄芪、白术、枳壳补气健脾，利水渗湿；党参、麦冬、五味子、酸枣仁益气养阴宁心；鸡内金、甘松理气健胃和中；黄精、当归滋阴养血；葛根合丹参扩张血管；甘松、苦参药理上均有抗心律失常作用。此方能提高心血管系统疾病患者的生活质量，有效缓解临床症状。

泄泻

验案一

郭某，男，50岁，2020年8月30日初诊。

患者腹胀便溏，神疲乏力，口不干，腿酸，苔薄，脉细。

中医诊断： 泄泻（脾胃虚弱）。

西医诊断： 腹泻。

治则： 化湿健脾，滋肾益气。

处方： 藿香10g，佩兰10g，炒白术20g，薏苡仁20g，煨草果10g，制香附10g，高良姜10g，炒党参20g，麦冬15g，炒枳壳10g，茯苓15g，鸡内金10g，蒲公英10g，川牛膝15g，佛手10g，木香5g，炒扁豆20g，甘松10g。7剂，水煎服。

二诊（2020年9月6日）：便溏、乏力改善，胃纳好转，腿酸，苔薄腻，脉细。拟用原法。

处方： 藿香10g，佩兰10g，炒白术20g，薏苡仁20g，厚朴 10g，制香附 10g，高良姜 10g，炒党参 20g，麦冬 15g，炒枳壳 10g，茯苓 15g，鸡内金 10g，蒲公英 10g，川牛膝 15g，佛手 10g，木香 5g，木瓜 10g，山茱萸 10g。7 剂，水煎服。

验案二

吴某，男，28 岁，2022 年 6 月 10 日初诊。

患者便溏，脘胀，神疲乏力，口干少寐，苔薄，脉细。

中医诊断： 泄泻（心脾两虚）。

西医诊断： 胃肠功能紊乱。

治则： 益气健脾宁心。

处方： 生黄芪 20g，炒党参 20g，北沙参 15g，麦冬 15g，丹参 20g，炒白术 20g，炒枳壳 10g，茯苓 15g，生薏苡仁 20g，鸡内金 10g，炒酸枣仁 15g，木香 5g，甘松 10g，仙鹤草 20g，山茱萸 10g，五味子 5g，乌梅 5g，生甘草 10g。7 剂，水煎服。

二诊（2022 年 6 月 17 日）：乏力改善，便溏、脘胀、少寐，口不干，苔薄，脉细。拟用原法。

处方： 生黄芪 20g，炒党参 20g，麦冬 15g，丹参 20g，炒白术 20g，炒枳壳 10g，茯苓 15g，生薏苡仁 20g，鸡内金 10g，炒黄连 5g，炒酸枣仁 15g，佛手 10g，酒白芍 20g，山茱萸 10g，高良姜 10g，马齿苋 20g，仙鹤草 20g，炙甘草 10g。7 剂，水煎服。

三诊（2022 年 6 月 24 日）：大便已成形，乏力改善，胃纳可，少寐，苔薄腻，脉细。拟用原法。

处方： 生黄芪 20g，炒党参 20g，麦冬 15g，丹参 20g，炒白术 20g，炒枳壳 10g，茯苓 15g，薏苡仁 20g，鸡内金 10g，炒黄连 5g，酒白芍 20g，佛手 10g，厚朴 10g，酸枣仁 15g，山茱萸 10g，仙鹤草 20g，马齿苋 20g，五味子 5g，合欢皮 10g。7 剂，水煎服。

【按语】

《内经》云："中气不足，溲便为之变。变也者，如中气不足以御寒，溲则澄澈清冷，甚则膀胱不约而遗尿；便则溏泻飧泄，甚则大小肠直倾而洞泄。"

验案一患者便溏，又见神疲乏力、腹胀症状，为脾胃虚弱，中气不足，不能营养全身所致，施以七味白术散加减化湿健脾止泻。七味白术散是四君子汤加木香、藿香、葛根组成。

方中藿香、木香、炒党参、茯苓、炒白术健脾燥湿，佩兰化湿和中；高良姜、香附疏肝理气，温胃祛寒止泻；煨草果温中燥湿止泻；薏苡仁、炒扁豆健脾燥湿止泻；蒲公英健胃清火而不伤阳土；佛手、甘松疏肝理气醒脾，舒解腹胀。二诊中患者腿酸依旧，加山茱萸、木瓜滋肾舒筋。

验案二为心脾两虚，以黄芪合四君子益气健脾止泻为主，佐五味子、酸枣仁、合欢皮之属宁心安神。

尿浊

验案一

陈某，男，55岁，2019年4月10日初诊。

患者有慢性肾炎病史，时感腰酸，乏力，口不干。尿常规检查示：尿蛋白（++），RBC（++），潜血（++）。苔黄腻，脉细。

中医诊断：尿浊（脾肾亏虚兼夹瘀热）。

西医诊断：慢性肾炎。

治则： 益气滋肾凉血。

处方： 生黄芪 20g，制女贞 15g，墨旱莲 20g，川牛膝 15g，丹参 20g，麦冬 15g，仙鹤草 20g，白茅根 20g，金银花 10g，七星莲 10g，党参 20g，炒白术 20g，炒枳壳 10g，茯苓 15g，生薏苡仁 20g，炒杜仲 15g，巴戟天 15g，淫羊藿 15g，芡实 20g。14 剂，水煎服。

随症加减，持续调整 3 个月，患者复查尿常规指标转阴，睡眠改善，继续巩固治疗。

验案二

潘某，男，55 岁，2020 年 7 月 29 日初诊。

患者高血压伴肾功能损害，肺微小结节 3mm，肌酐 127μmol/L，胸闷、乏力、腰酸，苔薄腻，脉细。

中医诊断： 尿浊（肺肾两虚）。

西医诊断： ①高血压伴肾功能损害。②肺结节。

治则： 益气滋肾，清热散结。

处方： 生黄芪 20g，制女贞 15g，党参 20g，麦冬 15g，丹参 20g，瓜蒌皮 10g，炒白术 20g，炒枳壳 10g，茯苓 15g，生薏苡仁 20g，土茯苓 20g，金银花 10g，七星莲 20g，猫爪草 15g，海浮石 20g（先煎），炒杜仲 15g，巴戟天 15g，半枝莲 20g。14 剂，水煎服。

二诊（2020 年 12 月 30 日）：上方加减断续服用约 5 个月，病情稳定，肌酐基本正常，乏力，腰不酸，苔薄，脉细。拟用原法。

处方： 生黄芪 20g，制女贞 15g，党参 20g，麦冬 15g，丹参 20g，炒白术 20g，茯苓 10g，生薏苡仁 20g，土茯苓 20g，金银花

10g，七星莲 20g，川牛膝 15g，炒黄柏 10g，玉米须 20g，山茱萸 10g，制黄精 10g，炒杜仲 12g，巴戟天 10g，泽泻 10g。14 剂，水煎服。

验案三

鲍某，男，63 岁，2021 年 8 月 9 日初诊。

患者高血压伴肾功能损害，肌酐 163μmol/L，尿素氮 8.33μmol/L，乏力、口干、腰酸、夜间多尿、少寐、多梦，苔薄，脉细。

中医诊断： 尿浊（肾虚瘀毒）。

西医诊断： 高血压伴肾功能损害。

治则： 益气健脾，滋肾清热。

处方： 生黄芪 20g，制女贞 15g，党参 20g，丹参 20g，麦冬 15g，天花粉 10g，炒白术 20g，炒枳壳 10g，茯苓 15g，生薏苡仁 20g，七星莲 20g，金银花 10g，土茯苓 20g，山药 20g，山茱萸 10g，巴戟天 15g，炒杜仲 15g，川续断 15g。14 剂，水煎服。

二诊（2021 年 8 月 23 日）：腰酸改善，乏力、口干、少寐，苔薄，脉细。拟用原法。

处方： 生黄芪 20g，制女贞 15g，党参 20g，丹参 20g，麦冬 15g，天花粉 10g，炒白术 20g，炒枳壳 10g，茯苓 15g，生薏苡仁 20g，七星莲 20g，金银花 10g，土茯苓 20g，山茱萸 10g，巴戟天 15g，炒杜仲 15g，酸枣仁 15g，制狗脊 15g。14 剂，水煎服。

三诊（2021 年 9 月 6 日）：肾功能好转（尿素氮 7.5μmol/L、肌酐 116μmol/L），乏力、口干改善，腰酸、少寐，苔薄，脉细。拟用原法。

8 月 23 日方去天花粉，原方加川牛膝 15g。14 剂，水煎服。

【按语】

验案一患者有慢性肾炎病史，久病耗伤气血，故见乏力、脉细；时感腰酸为肾虚之象；肾虚水液失于蒸化，下焦水液运化异常，清浊不分，清阳下行，乃见尿中蛋白；肾虚阴亏，相火妄动，迫血妄动，潜入尿道，乃见尿中红细胞阳性、潜血阳性；苔黄腻为下焦气化失常，清浊不泌，上蒸苔面。黄腻苔并不拘于湿热，临症时需灵活辨思。此患者为病，总属肾虚不化、虚热内生，遣益气滋肾、凉血降浊为法。

方中用二至丸滋补肝肾，能增强免疫系统抗感染功能，抑制变态反应，减轻肾脏的免疫损害；墨旱莲可凉血止血，滋肾同时又可治尿血，是为妙用；白茅根甘寒，能清热利尿，凉血止血；炒杜仲、淫羊藿、巴戟天补肾阳，从阳引阴，巴戟天具有促肾上腺皮质激素作用；芡实益肾固精，补脾止泻，除湿止带，补肾之时可固摄清阳，防止下行；仙鹤草收敛止血，又可补虚，抗感染并提高免疫力；黄芪、党参、麦冬益气养阴，扶正祛邪，其中黄芪补气升阳，助泌别清浊，为治疗蛋白尿的良药；金银花、七星莲清热解毒，消肿排脓；丹参祛瘀生新、活血，川牛膝活血兼补肝肾，并引药效下行。诸药共奏补肾凉血、益气降浊之功，消尿蛋白，止血尿，改善肾功能。方中张老注重以补虚扶正为本，正气存内则邪不可干。

高血压伴肾功能损害多为中老年所罹患，其病程长，病机虚实夹杂，其中以脾虚、肝肾不足为本，湿浊、血瘀、气滞为标，故治法多以活血通络、行气降浊为主，佐以健脾或补肾。

瘀浊毒邪停聚，变生百病，故三案均以益气滋肾清热为主。用生黄芪、女贞子益气滋肾；丹参活血化瘀；麦冬养阴润肺，益胃生津；党参、茯苓、白术、薏苡仁益气健脾，利水渗湿；枳壳理气宽中，行气消胀；土茯苓解毒通利关节，清下焦湿热；金银花、七星莲清热解毒，消肿排毒，消尿蛋白；巴戟天、杜仲、川续断、狗脊等补肝肾，强筋骨。

验案二兼有肺结节，故加猫爪草、海浮石化痰散结节；瓜蒌皮清热化痰，宽胸散结。初诊方加减断续服用约5个月，患者病情稳定。此病肾虚为本，湿浊瘀血为标，故以滋肾泄浊法巩固维持，加山茱萸、制黄精补益肝肾；川牛膝补肝肾，活血利尿；黄柏苦寒，能逐膀胱结热，泻肾中相火；玉米须甘淡性平，具"通利"之性，能降血压、降血糖、利尿；泽泻甘寒，利小便，清湿热。

验案三口干少寐为主，则加天花粉生津止渴，酸枣仁安神。

足悗

验案

严某，女，47岁，2016年6月23日初诊。

患者双脚酸胀，夜间入睡时无法安宁，左右不适，口干、心烦、少寐，苔薄腻，脉细。

中医诊断： 足悗（肝郁精亏，筋失荣养）。

西医诊断： 不安腿综合征。

治则： 疏肝滋肾，养心通络。

处方： 郁金10g，制香附10g，枸杞子10g，菊花10g，川牛膝15g，丹参20g，木瓜10g，炒白芍20g，炒酸枣仁15g，百合20g，生龙骨20g（先煎），生牡蛎20g（先煎），淮小麦30g，远志 5g，麦冬 15g，五味子 5g，炒枳壳 10g，煨草果 5g，生甘草5g。7 剂，水煎服。

二诊（2016 年 7 月 14 日）：上方服用 20 余日，不安腿改善，口干好转、脘胀、腰酸、少寐，苔薄，脉细。拟用原法。

处方：郁金 10g，制香附 10g，枸杞子 10g，菊花 10g，川牛膝 15g，丹参 20g，木瓜 10g，炒白芍 20g，炒酸枣仁 15g，合欢皮 10g，百合 20g，生龙骨 20g（先煎），生牡蛎 20g（先煎），佛手 10g，炒枳壳 10g，茯苓 15g，炒杜仲 15g，川续断 15g。7 剂，水煎服。

三诊（2016 年 7 月 21 日）：不安腿明显改善，睡眠好转，脘胀、腰酸、夜间多尿，苔薄，脉软。拟用原法。

处方：郁金 10g，制香附 10g，枸杞子 10g，菊花 10g，丹参20g，木瓜 10g，炒白芍 20g，炒酸枣仁 15g，合欢皮 10g，百合20g，生龙骨 20g（先煎），生牡蛎 20g（先煎），萱草花 25g，茯苓 15g，炒白术 15g，佛手 10g，芡实 20g，金樱子 20g，炒杜仲15g。7 剂，水煎服。

【按语】

张老认为本病以肝肾两亏、心神不安为本，因肝主筋，在养肝肾同时要注重疏肝。方中川牛膝补益肝肾；甘杞菊、白芍、麦冬养阴柔肝；丹参、远志、五味、百合、浮小麦、酸枣仁皆入心经，合清心、养心、宁心之功；生龙骨、生牡蛎镇心安神，平肝潜阳；木瓜入肝经，功用益筋和血，善舒经活络，且能去湿除痹，为治湿痹、筋脉拘挛之要药，临床广泛运用于风湿痹症，亦为本方主药，既可舒经活络，又能合郁金、香附疏肝；芍药合甘草成芍药甘草汤，可缓解其挛急，止其疼痛；白芍味酸，得木之气最纯，甘草味甘，得土之气最厚，二药伍用有酸甘化阴之妙，阴液得复，筋脉得养，挛急可止；草果、枳壳和胃化湿理气，调和脾胃；生甘草调和诸药药性。

患者服此方 7 剂，二诊时不安腿即改善，口干好转，少寐、腰酸明显，苔腻已除，去煨草果，用茯苓等健脾利湿，加川续断、杜仲补益腰府滋肾，合欢皮、佛手理气解郁安神。

三诊时不安腿、睡眠均明显改善，以夜间多尿、腰酸等肾气虚症状为主，故去川续断，加芡实、金樱子固精缩尿，萱草花解郁安神，以巩固疗效。

燥痹

验案一

张某，女，65 岁，2020 年 8 月 15 日初诊。

患者口眼干涩、乏力、便秘、少寐多年，夜间为重，苔薄、舌质红，脉细。

中医诊断： 燥痹（气阴两虚津亏）。

西医诊断： 干燥综合征。

治则： 益气养阴，滋肾生津。

处方： 生黄芪 20g，制女贞 15g，南沙参 15g，麦冬 15g，天花粉 10g，玉竹 15g，芦根 20g，乌梅 5g，川牛膝 15g，丹参 20g，焦栀子 10g，党参 20g，炒白术 20g，薏苡仁 20g，茯苓 15g，炒枳壳 10g，当归 10g，合欢皮 10g，炙甘草 10g。7 剂，水煎服。

后此方为基础，随证加减调理 3 个月，以上症状完全缓解。

验案二

黄某，女，72 岁，2021 年 7 月 1 日初诊。

患者确诊干燥综合征数月，口眼干涩、口腔溃疡，睡眠可、大便通畅，苔薄、舌质红，脉细。

中医诊断： 燥痹（气阴两虚，虚火上炎）。

西医诊断： 干燥综合征。

治则： 益气养阴，清火生津。

处方： 南沙参 15g，麦冬 15g，天花粉 10g，玉竹 10g，芦根 20g，乌梅 5g，知母 10g，川牛膝 15g，生山楂 10g，五味子 5g，炒黄连 5g，炒白术 10g，炒枳壳 10g，茯苓 15g，生薏苡仁 20g，杭白菊 10g，沙苑子 10g，生甘草 5g。14 剂，水煎服。

二诊（2021 年 7 月 14 日）：口腔溃疡已清，口眼干涩、少寐、排便不畅、腰酸，苔薄，脉细。拟用原法。

处方： 北沙参 15g，麦冬 15g，丹参 20g，天花粉 10g，芦根 20g，乌梅 5g，川牛膝 15g，炒白术 20g，炒枳壳 10g，茯苓 15g，生薏苡仁 20g，焦栀子 10g，杭白菊 10g，当归 10g，珍珠母 20g（先煎），淫羊藿 15g，炒酸枣仁 10g，生甘草 5g。14 剂，水煎服。

三诊：（2021 年 8 月 5 日）：口干改善，睡眠好转，大便基本通畅，拟上方去淫羊藿，加知母 10g，续服 14 剂。

验案三

张某，女，61 岁，2021 年 5 月 24 日初诊。

患者确诊干燥综合征数月，口眼干涩，以夜间为甚，乏力、少寐、纳呆，大便基本通畅，苔薄少津，脉细。

中医诊断： 燥痹（气阴两虚，燥热扰心）。

西医诊断: 干燥综合征。

治则: 益气养阴,宁心生津。

处方: 南沙参 15g,麦冬 15g,天花粉 10g,玉竹 15g,芦根 20g,乌梅 5g,川牛膝 15g,郁金 10g,制香附 10g,炒白术 20g,炒枳壳 10g,茯苓 15g,生薏苡仁 20g,甘松 10g,生黄芪 20g,制女贞 15g,丹参 20g,生龙骨 20g(先煎),生牡蛎 20g(先煎),鸡内金 10g。7 剂,水煎服。

二诊(2021 年 5 月 30 日):乏力稍改善,胃纳好转,口眼干涩、心烦、少寐、有时潮热,苔薄少津,脉细。拟用原法。

处方: 南沙参 15g,麦冬 15g,天花粉 10g,芦根 20g,乌梅 5g,知母 10g,郁金 10g,制香附 10g,党参 20g,炒白术 20g,炒枳壳 10g,茯苓 15g,生薏苡仁 20g,牡丹皮 10g,丹参 20g,首乌藤 30g,山茱萸 10g,生甘草 5g。7 剂,水煎服。

三诊(2021 年 6 月 7 日):病情如二诊,口干未见改善,睡眠一般。拟用原法。

二诊方去首乌藤、丹参,加炒黄连 5g,甘松 10g。7 剂,水煎服。

四诊(2021 年 6 月 14 日):口干改善,睡眠好转,大便通畅,苔薄,脉细。拟用原法。

处方: 南沙参 15g,麦冬 15g,天花粉 10g,芦根 20g,乌梅 5g,知母 10g,川牛膝 15g,郁金 10g,制香附 10g,炒黄连 5g,炒白术 20g,炒枳壳 10g,党参 20g,茯苓 15g,生薏苡仁 20g,牡丹皮 10g,甘松 10g,炙甘草 10g。7 剂,水煎服。

患者以上方加减调理近 3 个月,口眼干燥基本消失,睡眠改善。

验案四

吴某，女，67岁，2019年12月2日初诊。

患者患干燥综合征，口干、头昏、耳鸣、腰酸、乏力、咳痰不畅、少寐，苔薄、舌质淡红，脉细。

中医诊断： 燥痹（气阴两虚，肝肾不足）。

西医诊断： 干燥综合征。

治则： 益气养阴，滋肾利咽。

处方： 枸杞子10g，菊花10g，川牛膝15g，天花粉10g，玉竹15g，麦冬15g，芦根20g，乌梅5g，丹参20g，炒黄芩10g，党参20g，茯苓15g，生薏苡仁20g，炒白术20g，炒枳壳10g，甘松10g，桔梗10g，川续断15g，生甘草5g。14剂，水煎服。

二诊（2019年12月16日）：口干改善，头晕、耳鸣、腰酸、背部胀，苔薄少津，脉细。拟用原法。

处方： 枸杞子10g，菊花10g，川牛膝15g，天花粉10g，麦冬15g，芦根20g，葛根20g，乌梅5g，丹参20g，炒黄连5g，炒黄芩10g，党参20g，茯苓15g，生薏苡仁20g，炒白术20g，炒枳壳10g，甘松10g，炒杜仲15g，山茱萸10g。7剂，水煎服。

【按语】

从阴液的脏腑分布言，"肺胃之阴，谓之津液"，"心脾之阴，谓之营血"，"肝肾之阴，谓之精髓"。肺胃之阴津居于流动不息状态，唯其流走不息，动则易耗，虽易耗但恢复也较易。肺宜清宜润，全赖阴之濡养，肺金受灼则失于阴液濡养，肺失清润；胃为水谷之海，津液化生之大源，为诸邪之所归。肝肾之阴伤原因复杂，非一朝一夕所致，往往积渐而来，故恢复也较不易。盖上焦如羽，胃喜清润，喜湿恶燥，故养肺胃之阴用药多甘凉、甘淡、甘寒、濡润之品，如沙参、麦冬、石斛、芦根、梨汁、甘蔗汁、天花粉等。

治疗心脾营血不足者，又当用微辛、甘温之剂，如四物汤、归脾汤、炙甘草汤。盖气为血帅，血为气母，气主煦之，血主濡之，养心脾营血之阴不能用过多凉润之药，而要甘以濡之，和温以煦之，两相兼顾，益气生血。

肾阴是人身之阴的根本，《内经》中有"肾主五液"之说，认为精、津、汗、血、液等皆不离乎肾。"精不足者补之以味""下焦如权，非重不沉"，治疗肝肾精髓之阴不足者，应用药质重味厚，咸寒育阴，介类潜阳，以大队滋腻、血肉有情之品填精充髓，如龟板、阿胶、地黄、鳖甲、牡蛎、首乌、枸杞子、河车等。但唯用之于下焦肝肾阴亏，若投之于肺胃津液耗伤者，不但无效，且贻误病情，伐伤后天胃气。沃焦救焚，以冀热退津复液回，全赖大队甘寒凉润之品，恰如其分地把握"伤阴"的实质、"伤阴"的阶段及脏腑之间的联系至关重要。

《路志正医林集腋》对燥痹的阐述："外燥致痹多兼风热之邪，其治当滋阴润燥、养血祛风，方用滋燥养荣汤加减；内燥血枯，酌用活血润燥生津散加减。因误治而成者，既有津血亏耗，阴虚内热，又多兼湿邪未净之证，其治较为棘手，滋阴则助湿，祛湿则伤津，故应以甘凉平润之品为主，佐以芳香化浊、祛湿通络，方用玉女煎去熟地黄，加生地黄、玄参、藿香、茵陈、地龙、秦艽等。对素体阴亏者，当滋补肝肾、健脾益气，以'肾主五液''肝主筋''脾胃为气血生化之源'故也，方用一贯煎加减。"强调治疗当以滋阴润燥为主，即便有兼夹之邪，也应在滋阴润燥的基础上佐以祛邪，不可喧宾夺主。叶天士治燥主张以纯阴静药柔养肝肾为宜。

以验案一为例分析，在沙参麦冬汤的基础上加减治疗。方中南沙参、麦冬、玉竹、天花粉、芦根甘寒清润，质轻味薄，益气养阴，生津润燥；炙甘草、黄芪、党参、薏苡仁、茯苓益气健脾护胃，助生心脾营血之阴；稍佐女贞子补肝肾之阴固本；燥气偏盛，阴虚火旺，扰心神不安，故少寐，栀子苦寒可清心火；加合欢皮安神助眠；乌梅酸平生津；川牛膝、丹参活血祛瘀通经，在养阴润燥时宜加入活血化瘀之品，乃阴津匮乏易致血瘀之故；当归润肠通便，同时大肠与肺相表里，肺润则大肠可通。全方益气养阴生津，滋肝肾，降心火，达到润燥安神的目的。

兼肝郁则加郁金、香附疏肝，胃纳不佳则加鸡内金，少寐加炒酸枣仁、生龙骨、生牡蛎，大便不畅则加当归、焦栀子清热润肠通便。

治疗燥痹总以益气养阴、顾护中焦为大法。有形之精津液不能速生，此类疾病多要守方日久方才见效。

脉痹

验案

楼某，男，75岁，2022年4月10日初诊。

患者左下肢浮肿两月余，以下肢为甚，为明显凹陷性水肿，局部无红肿疼痛，B超检查示患肢股动脉斑块、深静脉栓塞，苔薄，脉软。

中医诊断： 脉痹（湿阻瘀热）。

西医诊断： 下肢深静脉血栓。

治则：益气清热，活血利湿。

处方：生黄芪 20g，防己 10g，猪苓 15g，茯苓 15g，泽泻 15g，桑白皮 15g，当归 10g，玄参 15g，金银花 10g，虎杖 15g，毛冬青 20g，丹参 20g，桃仁 10g，红花 5g，川牛膝 15g，土茯苓 20g，炒白术 20g，炒枳壳 10g，生甘草 5g。14 剂，水煎服。

二诊（2022 年 4 月 24 日）：左下肢浮肿较前改善，未见不适，苔薄，脉软。拟用原法。

处方：生黄芪 20g，防己 10g，猪苓 15g，茯苓 15g，桑白皮 15g，当归 10g，玄参 15g，金银花 10g，虎杖 15g，毛冬青 20g，丹参 20g，桃仁 10g，红花 5g，川芎 10g，土茯苓 20g，炒白术 20g，炒枳壳 10g，生薏苡仁 20g，制女贞 15g。14 剂，水煎服。

三诊（2022 年 6 月 20 日）：服用上方近两月，下肢浮肿减轻，肢体挥动轻松自如，苔薄，脉软。拟用原法。

处方：生黄芪 20g，防己 10g，猪苓 15g，茯苓 15g，泽泻 15g，桑白皮 15g，当归 10g，玄参 15g，虎杖 15g，毛冬青 20g，丹参 20g，桃仁 10g，红花 5g，川芎 10g，川牛膝 15g，土茯苓 20g，炒白术 20g，炒枳壳 10g，生薏苡仁 20g。14 剂，水煎服。

四诊（2022 年 7 月 7 日）：左下肢浮肿消退，B 超检查显示患肢股动脉斑块，未见深静脉栓塞，苔薄，脉软。拟用原法巩固疗效。

处方：生黄芪 20g，防己 10g，猪苓 15g，茯苓 15g，桑白皮 15g，当归 10g，金银花 10g，玄参 15g，虎杖 15g，毛冬青 20g，丹参 20g，桃仁 10g，红花 5g，川牛膝 15g，土茯苓 20g，炒白术 20g，炒枳壳 10g，党参 20g，麦冬 15g。7 剂，水煎服。

【按语】

古代称静脉栓塞为"脉痹"。《医宗金鉴》云："脉中血不流行。"此病例为脉痹兼水肿。张仲景治水肿："腰以下水肿宜利小便，腰以上肿宜发汗。"朱丹溪认为："水肿因脾虚不能制水，水渍妄行，当以参术补，使脾气得实，则自健运，自能升降运动其枢机，则水自行。"

患者脉痹多日，兼水湿困于下肢，长期栓塞，郁久化热，故治以益气清热、活血利湿。以防己黄芪汤合五苓散、四妙勇安汤加减为治，《长沙药解》载："黄芪益卫，防己泻腠理之湿邪。"猪苓、茯苓、泽泻、白术利水渗湿，亦有健脾之功；桑白皮泻肺行水消肿；虎杖清热利湿，活血通经；土茯苓健脾利湿；丹参、当归、红花、桃仁活血；牛膝引水下行；毛冬青清热凉血，解毒消肿，活血通脉，《新编中医学概要》载毛冬青："活血通脉，治血栓闭塞性脉管炎、冠心病、脑血管意外所致的偏瘫。"研究证实，毛冬青能强心、增加冠脉血流量、扩张血管、促进血液循环，还能镇咳、祛痰、抗菌，外用能治疗烧伤等。当归、玄参、金银花加甘草为四妙勇安汤，功效清热解毒、活血止痛。

肛痈

验案

姚某，男，73岁，2016年11月9日初诊。

患者肛周脓肿术后两月，创口未能愈合，常有流液，苔薄，脉细。

中医诊断：肛瘘（阳虚寒凝）。

西医诊断：肛周脓肿。

治则：温阳散结。

处方：黄芪20g，当归10g，茯苓15g，炒白术20g，生甘草5g，炒枳壳10g，黄连5g，连翘10g，蒲公英20g，木香5g，制乳香10g，皂角刺10g，鹿角霜20g，干姜5g，细辛3g。7剂，水煎服。

二诊（2016年11月16日）：肛周肿块减小，创口流液，口干，苔薄质红，脉细。拟用原法。

处方：黄芪20g，当归10g，茯苓15g，炒白术15g，生甘草5g，薏苡仁20g，黄连5g，连翘10g，蒲公英20g，金银花15g，紫背天葵10g，制乳香10g，皂角刺10g，鹿角霜20g，干姜5g，细辛3g，炙麻黄6g。7剂，水煎服。

三诊（2016年11月23日）：局部病灶改善，瘙痒、流脓减少，苔薄，脉细。拟用温阳清热散结之法。

处方：黄芪20g，当归10g，炒白术20g，生甘草5g，桔梗10g，白芷10g，黄连5g，金银花15g，连翘10g，玄参15g，白鲜皮10g，制乳香10g，皂角刺10g，鹿角霜20g，干姜5g，细辛3g，炙麻黄10g。7剂，水煎服。

四诊（2016年11月30日）：流脓减少，病灶大部吸收，苔薄，脉细。拟用原法。

处方：黄芪20g，当归10g，生甘草5g，桔梗10g，白芷10g，黄连5g，蒲公英20g，金银花10g，玄参15g，白鲜皮10g，丹参20g，制乳香20g，皂角刺10g，鹿角霜20g，干姜5g，细辛3g，炙麻黄10g。7剂，水煎服。

【按语】

本病例为患者气血亏虚，不能托毒外出，邪毒留恋，久不收口，形成漏患。《成方便读》云："夫痈疽流注之属于阴寒者，人皆知用温散之法矣。然痰凝血滞之证，若正气充足者，自可运行无阻，所谓邪之所凑，其气必虚，故其所虚之处，即受邪之处。病因于血分者，仍必从血而求之，故以熟地大补阴血之药为君；恐草木无情，力难充足，又以鹿角胶有形精血之属以赞助之。"张老以阳和汤为基础加减治疗，其具有温阳补血、散寒通滞之功效。阳和汤主治阴疽，症见漫肿无头、皮色不变、酸痛无热、口中不渴、舌淡苔白、脉沉细或迟细，或贴骨疽、脱疽、流注、痰核、鹤膝风等属于阴寒证者。该方出自《外科证治全生集》，其云："夫色之不明而散漫者，乃气血两虚也；患之不痛而平塌者，毒痰凝结也。治之之法，非麻黄不能开其腠理，非肉桂、炮姜不能解其寒凝，此三味虽酷暑不可缺一也。腠理一开，寒凝一解，气血乃行，毒亦随之消矣。"

方中黄芪补中益气托毒生肌；黄连、连翘、蒲公英清热解毒；木香、枳壳行气；皂角刺消肿托毒排脓；桔梗泄热排脓；制乳香消肿生肌，活血行气止痛；鹿角霜、干姜、细辛配当归温阳养血，少佐麻黄宣通经络，与诸温和药配合，可以开腠里、散寒结，引阳气由里达表，通行周身；茯苓、白术益气健脾，守护中焦；甘草生用为使，解毒而调诸药。

二诊时患者口干舌质红热像较为明显，故加大清热解毒力度，加金银花、紫背天葵以甘寒清热解毒。

三诊时因患者病久有耗伤阴血之虞，加玄参成四妙勇安汤，既能清热解毒，又能活血散瘀；瘙痒加白鲜皮，清热燥湿，祛风止痒；加桔梗、白芷排脓。诸药合用，补血与温阳并用，益气托毒与消肿排脓并举而奏效。

疮疡

验案一

单某，男，81 岁，2016 年 2 月 8 日初诊。

患者胸部疮疡肿痛，局部红肿，肤温增高，未出脓，伴低热，口干，排便不畅，苔黄，脉洪。

中医诊断： 疮疡（热毒壅聚，气滞血瘀）。

西医诊断： 胸壁蜂窝织炎。

治则： 清热泻火解毒。

处方： 金银花 10g，连翘 10g，蒲公英 20g，野菊花 10g，紫花地丁 20g，天葵子 10g，当归 10g，制乳香 10g，皂角刺 10g，七叶一枝花 10g，炒枳壳 10g，炒白术 20g，麦冬 15g，天花粉 10g，生甘草 5g。7 剂，水煎服。

二诊（2016 年 2 月 13 日）：局部红肿好转，发热已清，大便通畅，苔薄黄，脉细。拟用原法。

处方： 金银花 10g，连翘 10g，蒲公英 20g，野菊花 10g，紫花地丁 20g，天葵子 10g，当归 10g，皂角刺 10g，七叶一枝花 10g，炒枳壳 10g，炒白术 20g，麦冬 15g，天花粉 10g，生甘草 5g，鸡内金 10g，瓜蒌皮 10g。7 剂，水煎服。

三诊（2016 年 2 月 20 日）：胸部红肿已清，乏力、口干，苔薄，脉细。拟用原法。

处方： 生黄芪 20g，党参 20g，金银花 10g，连翘 10g，蒲公英 20g，紫花地丁 20g，野菊花 10g，天葵子 10g，当归 10g，炒白术 20g，炒枳壳 10g，鸡内金 10g，麦冬 15g，天花粉 10g，生甘草 5g。7 剂，水煎服。

【按语】

本病患者系外感六淫邪毒、皮肤外伤感染毒邪或过食膏粱厚味，聚湿生浊，邪毒湿浊留阻肌肤，郁结不散，致营卫不合，气血凝滞，经络壅遏，化火为毒而成痈肿。阳证疮疡以火热毒为主，早期祛邪治疗宜清热泻火解毒。此案以仙方活命饮合五味消毒饮为主方加减。仙方活命饮出自宋代陈自明《校注妇人良方》，功用清热解毒、消肿溃坚、活血止痛。《医宗金鉴》称本方为"疮疡之圣药，外科之首方"，通治一切阳证疮疡肿毒，具有脓未成者即散、脓已成者即溃之效，常用于皮肤组织感染性疾病，故有"疮门开手攻毒第一方"之美称。

患者热毒壅聚，则局部红肿热痛；邪正交争于肌表，则身热微恶寒。张老在其基础上加用五味消毒饮，则清热解毒力更强。方中金银花善清热解毒疗疮，既能解气分热毒，又能清血分之热毒，且芳香透达，清宣透邪，为"疮疡圣药"；连翘清热解毒，消肿散结；蒲公英长于清热解毒，兼能消痈散结，《本草正义》言其"治一切疔疮痈疡红肿热痛诸证"；紫花地丁清热解毒，凉血消痈；野菊花、天葵子清热解毒而治痈疮疔毒；乳香、当归、枳壳行气活血散瘀，消肿止痛，气行则营卫畅通，营卫畅通则邪无滞留，使瘀去肿散痛止；七叶一枝花清热解毒，凉血止痛；皂角刺通行血络，透脓溃坚，可使脓成即溃；白术补气健脾；麦冬养阴益胃生津；天花粉清热泻火，消肿排脓；甘草调和诸药。诸药合用，共奏清热泻火解毒之功。

二诊时患者局部红肿好转，去行气活血止痛之乳香，加鸡内金健胃消食，瓜蒌皮清热行气、宽胸散结。

三诊时患者胸部红肿已清，进入溃疡后期，当益气养血、托毒生肌，故去瓜蒌皮、七叶一枝花、皂角刺，加入生黄芪、党参益气升阳、益卫固表，托毒排脓，养血生肌。

验案二

吴某，男，67岁，2020年8月24日初诊。

患者左腿生疮肿痛已多日，局部红肿、未成脓，平素口干、排便不爽、胃脘不适，苔薄黄，脉弦细。

中医诊断： 疮疡（热毒初聚）。

西医诊断： 左腿蜂窝织炎。

治则： 清热解毒，散结消痈。

处方： 生黄芪20g，当归10g，皂角刺10g，丹参20g，炒黄连5g，天葵子10g，金银花10g，连翘10g，蒲公英10g，紫花地丁20g，野菊花10g，川牛膝15g，炒白术20g，炒枳壳10g，鸡内金10g，佛手10g，天花粉10g，生甘草5g。7剂，水煎服。

【按语】

体表痈疡内治法分为3期：初期、中期和后期。初期用消法，此时痈疡尚未成熟，可使毒散肿消，制止成脓，免去手术切开；痈疡中期用托法，促使内毒溃发，托毒外出，适于正虚邪陷、脓盛难溃之症；痈疡后期用补法，后期气血皆虚，或脾胃肝肾不足，脓液清稀，疮口久溃不敛，此为后期正虚之症。

患者左下肢疮疡，由热毒壅滞于肌肤所致，因尚未成脓，拟用消法，予五味消毒饮为主方加减，法以清热解毒消散。患者老年，素口干便溏，为脾虚湿阻、津液失布之征，因此不可一味清热解毒。初起即用黄芪补气扶正、托毒外出，当归养血活血，皂角刺解毒软坚散结，此三药有透脓扶正祛毒之意；金银花、蒲公英、紫花地丁、天葵子均具清热解毒之功，为治痈疮疔毒之要药；白术、枳壳助健脾益气；天花粉滋阴润燥；川牛膝既补益肝肾，又可引火下行；"诸疮肿痛，皆属于心"，故加丹参、黄连、连翘清心凉血，又消肿散结；胃脘不适加佛手理气和胃。

肩凝症

验案

朱某，女，65岁，2021年6月28日初诊。

患者右肩周、腰背酸痛已多日，活动减轻，吹空调加重，潮热多汗，排便不畅，苔薄白，脉细。

中医诊断：肩凝症（风寒湿痹）。

西医诊断：肩周炎。

治则：益气养血，祛风通络。

处方：姜黄10g，桑枝15g，威灵仙10g，当归10g，酒白芍20g，丹参20g，党参20g，炒白术20g，炒枳壳10g，麦冬15g，牡丹皮10g，淫羊藿10g，川续断15g，糯稻根20g，麻黄根15g，焦栀子10g，土茯苓20g。7剂，水煎服。

二诊（2021年7月12日）：上述症状改善，拟用原法。

上方去桑枝、川续断，加山茱萸10g，煅牡蛎20g（先煎）。7剂，水煎服。

三诊（2021年7月29日）：潮热口干改善，肩周酸痛好转，少麻，大便通畅，苔薄腻，脉细。拟用原法。

处方：郁金10g，制香附10g，姜黄10g，当归10g，酒白芍

20g，丹参 20g，党参 20g，炒白术 20g，炒枳壳 10g，麦冬 15g，牡丹皮 10g，茯苓 15g，生薏苡仁 20g，佛手 10g，木香 5g，炒酸枣仁 15g，炒黄连 5g，天花粉 10g。7 剂，水煎服。

【按语】

郁金、姜黄为同一植物的不同药用部位，均能活血散瘀、行气止痛，用于气滞血瘀之证。姜黄药用其根茎，辛温行散，祛瘀力强，以治寒凝气滞血瘀之证为佳，且可祛风通痹而用于风湿痹痛；郁金药用块根，苦寒降泄，行气力强，且凉血，以治血热瘀滞之证为宜，又能利胆退黄、清心解郁，而用于湿热黄疸、热病神昏等证。《本草纲目》中记载姜黄、郁金、蒁药（蒁药为莪术）三物，形状、功用皆近，但郁金入心治血；而姜黄入脾，兼治气；蒁药入肝，兼治气中之血，为不同尔。古方五痹汤用片子姜黄治风寒湿气手臂痛。戴原礼《要诀》云："片子姜黄能入手臂治痛，其兼理血中之气可知。"

方中姜黄具有活血行气、通经止痛、温通经脉之功，内行血气而通经止痛，外散风寒而疗痹痛，又可横走肢臂，治血瘀气滞诸痛兼寒象者尤宜，治风湿肩臂痛以寒凝阻络者为佳。桑枝功效祛风湿、利关节、行水气，临床治疗风湿痹痛，善祛风，通利关节，用于风湿痹痛，张老临床常与威灵仙、羌活、独活等配合应用；其善走上肢，尤擅治肩背酸痛。威灵仙为治风湿痹证常用药，功效祛风湿、通经络，用治风湿痹痛、肢体麻木、筋脉拘挛、屈伸不利。土茯苓有解毒、除湿、利关节之功，助姜黄、桑枝、威灵仙通利关节痹痛。潮热多汗为阴虚发热，加糯稻根、白芍、麻黄根敛阴固表止汗，牡丹皮清虚热；排便不畅加栀子；淫羊藿、川续断补肝肾、强筋骨；麦冬、白芍、当归滋阴养血，党参、白术益气顾护脾胃，气充血足，正气有力，驱邪外出。

转筋

验案

徐某，女，70岁，2021年1月21日初诊。

患者时常发作腓肠肌痉挛，疼痛剧烈，乏力、眼花、口干、腰酸、少寐，苔薄脉，弦细。

中医诊断：转筋（肝血亏虚）。

西医诊断：腓肠肌痉挛。

治则：疏肝益气，滋肾缓急。

处方：郁金10g，制香附10g，党参20g，麦冬15g，丹参20g，酒白芍20g，木瓜10g，川牛膝15g，桑寄生15g，沙苑子15g，川续断15g，制黄精15g，茯苓15g，生薏苡仁20g，炒白术20g，炒枳壳10g，炒酸枣仁15g，炙甘草10g。7剂，水煎服。

二诊（2021年1月28日）：腓肠肌痉挛缓解，睡眠不稳定、眼花、腰酸，血脂偏高，苔薄，脉细。拟用原法。

处方：党参20g，麦冬15g，丹参20g，杭白菊10g，酒白芍20g，泽泻15g，茯苓15g，生薏苡仁20g，炒白术20g，炒枳壳10g，川牛膝15g，桑寄生15g，沙苑子15g，川续断15g，制黄精15g，生甘草5g。7剂，水煎服。

【按语】

患者年届古稀，乃肝血不足、肾精亏虚，不能濡润筋脉。本年老体衰，气虚推动无力，恰逢隆冬，遇寒加重，气血运行愈加涩滞，正如《素问·举痛论》载："寒气客于脉外则脉寒，脉寒则缩蜷，缩蜷则脉绌急，绌急则外引小络，故卒然而痛，得炅则痛立止。"又白天阳气出表，阳气于内尚不致过旺，待晚上阳入于阴，阴血即相对不足，肝气过盛则腿抽筋，肝经气血流注时间是丑时，故发病多在半夜。当补益肝肾阴精，佐泻肝气。用郁金、醋香附疏肝理气，脾主肌肉，肝主筋脉，且需调和肝脾；芍药性酸入肝，甘草性甘入脾，"肝苦急，急食甘以缓之"，常用芍药甘草汤酸甘化阴、养营和血、补中缓急。《伤寒论》曰："若厥愈足温者，更作芍药甘草汤与之，其脚即伸。"药理研究表明，芍药对疼痛中枢和脊髓性反射弓的兴奋有镇静作用，故能治疗中枢性或末梢性的筋脉挛急，以及因挛急而引起的疼痛。芍药、甘草中的成分有镇静、镇痛、解热、抗炎、松弛平滑肌的作用，二药合用后，这些作用能显著增强。同时加酸温之木瓜，性酸能走筋，尤入肝脏，可舒筋活络、缓挛急，为治筋脉拘挛要药，善治吐泻转筋。西医学研究发现，木瓜中含有苹果酸、酒石酸、枸橼酸、皂苷及黄酮类等，具有缓解四肢肌肉痉挛的作用。

患者除小腿肌肉挛急、疼痛外，还有乏力眼花、腰酸少寐等症，不但筋脉失养，且肾精亏虚，单纯用芍药甘草汤仅有缓急止痛的作用，仍需补肝肾固本，用牛膝、桑寄生、川续断、沙苑子、制黄精、麦冬补肾填精，强壮筋骨。二诊时患者腓肠肌痉挛缓解，因血脂偏高加泽泻降脂。

血枯

验案

程某，女，34岁，2022年4月27日初诊。

患者闭经两月余，长期月经失调，服用黄体酮月经可来潮，不服则不至，反复数月余。辅助检查显示患者雌性激素偏低，B超下子宫内膜厚0.2cm。刻下症见乏力、口干、腰酸、潮热，大便尚通畅，苔薄，脉细。

中医诊断： 血枯（气虚血亏，肾精不足）。

西医诊断： 卵巢早衰。

治则： 益气养血，滋肾清热。

处方： 生黄芪20g，党参20g，麦冬15g，丹参20g，当归10g，鸡血藤20g，炒白术20g，炒枳壳10g，川芎10g，巴戟天15g，淫羊藿15g，茯苓15g，薏苡仁20g，肉苁蓉15g，天花粉10g，酒白芍20g，牡丹皮10g，银柴胡10g。7剂，水煎服。

二诊（2022年5月4日）：月经未至，乏力改善，腰酸、口干、潮热，苔薄，脉细。拟用原法。

处方： 生黄芪20g，党参20g，麦冬15g，丹参20g，当归10g，酒白芍20g，鸡血藤20g，茜草10g，炒白术20g，炒枳壳10g，川芎10g，鹿角片20g（先煎），巴戟天15g，淫羊藿15g，肉苁蓉15g，茯苓15g，薏苡仁20g，牡丹皮10g，银柴胡10g，山药20g。7剂，水煎服。

三诊（2022年5月12日）：月经未至，子宫内膜厚度0.4cm，潮热、口干，腰不酸，苔薄，脉细。拟用原法。

处方： 生黄芪 20g，党参 20g，麦冬 15g，丹参 20g，当归 10g，鸡血藤 20g，茜草 10g，炒白术 20g，炒枳壳 10g，鹿角片 20g（先煎），巴戟天 15g，淫羊藿 15g，肉苁蓉 15g，茯苓 15g，薏苡仁 20g，牡丹皮 10g，银柴胡 10g，山药 20g。7 剂，水煎服。

四诊（2022 年 5 月 19 日）：月经未至，潮热改善，口不干，少寐，苔薄，脉细。拟用原法。

处方： 生黄芪 20g，党参 20g，麦冬 15g，丹参 20g，酒白芍 20g，当归 10g，川芎 10g，鸡血藤 20g，月季花 10g，淫羊藿 15g，巴戟天 15g，蛇床子 10g，炒白术 20g，炒枳壳 10g，炒酸枣仁 15g，炒杜仲 15g，牡丹皮 10g，银柴胡 10g。7 剂，水煎服。

五诊（2022 年 5 月 26 日）：月经未至，B 超复查子宫内膜厚度 10mm，雌激素水平较前增高，口干、潮热已清，有时腰酸，大便通畅，苔薄，脉细。拟用原法。

处方： 生黄芪 20g，党参 20g，麦冬 15g，丹参 20g，当归 10g，鸡血藤 20g，月季花 10g，茜草 10g，炒白术 20g，炒枳壳 10g，茯苓 15g，薏苡仁 20g，川芎 10g，淫羊藿 15g，巴戟天 15g，蛇床子 10g，炒酸枣仁 15g，炒杜仲 15g。7 剂，水煎服。

六诊（2022 年 6 月 2 日）：月经未至，口不干，腰酸、少寐，苔薄，脉细。拟用原法。

上方去月季花、茜草，加川牛膝 15g，川续断 15g。7 剂，水煎服。

七诊（2022 年 6 月 9 日）：月经来潮，胸不胀，口不干，腰不酸，苔薄，脉细。拟用原法。

处方： 生黄芪 20g，党参 20g，麦冬 15g，当归 10g，酒白芍 20g，鸡内金 10g，炒白术 20g，炒枳壳 10g，茯苓 15g，生薏苡仁

20g，玫瑰花 5g（后下），淫羊藿 15g，巴戟天 15g，川牛膝 15g，川芎 10g，炒杜仲 15g，炒酸枣仁 15g，炙甘草 10g。7 剂，水煎服。

【按语】

女子四七，"筋骨坚，发长极，身体盛壮"；五七，"阳明脉衰，面始焦，发始堕"；七七，"任脉虚，太冲脉衰少，天癸竭，地道不通，故形坏而无子也"。患者处于四七至五七之间，本应身体盛壮，或始有衰象，至七七四十九岁左右方才竭天癸、尽月事，而患者长期雌激素水平低，需依赖摄入黄体酮才可来月经，子宫内膜厚度薄，是为冲任衰弱，气血双亏之征。气虚乃见乏力；血虚失于滋养，阴亏阳燥，可见口干、潮热；腰为肾府，腰酸为先天之本亏耗；苔薄、脉细亦为气血两虚之象。

患者乃属气血两虚，肾精不足，拟用生黄芪、党参、白术、茯苓、薏苡仁益气健脾利湿，健运后天之本以养先天；当归、酒白芍、川芎、鸡血藤、丹参养血活血通经；枳壳行气理气，以防气壅血滞；巴戟天、淫羊藿、鹿角、肉苁蓉补肾益精，充养先天之本；麦冬、天花粉养阴不滋腻，生津止渴；牡丹皮、银柴胡清退虚热；茜草、月季花一凉一温，活血通经；川牛膝补益肝肾、活血通经，同时引血下行；蛇床子味辛、苦，性温，有温肾壮阳、燥湿杀虫、祛风止痒功效，《名医别录》云："温中下气，令妇人子脏热，男子阴强。久服轻身，令人有子。盖以苦能除湿，温能散寒，辛能润肾，甘能益脾，故能除妇人男子一切虚寒湿所生病。寒湿既除，则病去身轻。性能益阳，故能已疾，而又有补益也。"其药理上有性激素样作用，有明显促排卵作用，张老善用此治妇科疾病。后方均在此益气养血、通经滋肾之方的基础上随证加减，服至四诊共计 28 剂，复查子宫内膜有明显增厚，雌激素水平亦升高，诸症减；至六诊共 42 剂，月经来潮，诸症消。宗此方，先后天同补，气血精共济，先天之精得充，后天脾胃得固，气充血足，冲任胞宫滋养有源，月信乃生有源、行其时。

年

谱

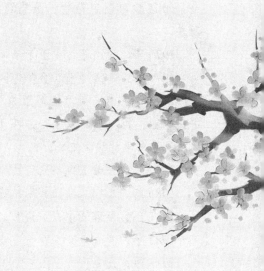

1938 年，出生于福建闽侯（现福建省福州市闽侯县）。

1956 年，就读于浙江医科大学临床医学系本科。

1961 年，于浙江医科大学任教生理学。

1962 年，调往金华医专（现金华职业技术学院医学院）任教生理学。

1963 年，于金华卫生学院（现金华职业技术学院医学院）任教生理学、解剖学，同时进行临床带教，下乡培训赤脚医生，并多次参加西医学习中医培训。

1969 年，跟随杭州大学"生物学植物教研室教改小分队"赴金华地区学习药用植物，采集药用植物标本，并进行中药资源调查。

1970 年，脱产学习中医 1 年。

1971 年，参编《浙江金华地区常用中草药单方验方选编》。

1972 年，参与创办金华卫校（现金华职业技术学院医学院）中药专业，担任教研室主任，并从事中药学、中药鉴定学、常见病防治等多学科教学工作。

1977 年，参编《中华人民共和国药典》（1977 年版）。

1980 年，参编《浙江药用植物志》。

1981 年，参编《中毒防治》。

1982 年，发表论文《医士专业中药教学的点滴体会》。

1983 年，发表论文《人参小议》《火试鉴别法 19 例》。

1984 年，任浙江省中医学会理事、金华市中医学会副会长兼秘书长；同时参与编写《浙江省中药炮制规范》，发表论文《伪品杜仲（正木茎皮）的生药鉴定》《对中药正品、代用品、伪品概念的探讨》《南天竹扦插法》《荧光试验法对中药真伪鉴别的初探》《浙江省牡丹皮及其伪品的生药学鉴定》《中药桂皮的生药学研究》

《试论中药现状与 2000 年的展望》《浙江科技的生药学研究》。

1985 年，发表论文《中药炮制的现状与展望》，获金华市科协优秀论文三等奖；论文《虫草伪品——分枝虫草的鉴定》获浙江省科协优秀论文三等奖。

1986 年，发表论文《草酸钙结晶在中药真伪鉴别中的应用》，《试论中药的不良反应》《张锡纯用山药初探》；论文《中药马勃的生药学鉴定》获金华科协优秀论文二等奖。

1987 年，受聘为高级讲师；发表论文《中药鉴定学开展第二课堂教学的初步尝试》。

1988 年，发表论文《192 种中药材微量升华实验》，获金华市科协优秀论文一等奖。

1989 年，被金华市人民政府授予"金华市中青年专业技术拔尖人才"称号；参与编写全国中等中医药学校教材《中药鉴定学》（1989 年第 1 版）；发表论文《谈中药专业教师的实践对象与方向》《论中药学理学研究不能脱离中医药理论的指导》《谈中药专业教师的实践对象与方向》《论中药学理学研究不能脱离中医药理论的指导》；担任中药材新养护法"磷化铝速效法"课题设计的指导工作，获浙江省科技进步三等奖。

1990 年，发表论文《从我校中药专业历届毕业生调查探讨中药专业的教学改革》。

1991 年，任浙江省卫生系统高级职称评委会委员；获得金华市卫生局所授予的"医药卫生科技先进个人"称号；获浙江省中小学教师"报晖"奖励基金会第四届优秀教师奖；发表论文《金钱白花蛇的鉴别要领》；论文《浙江土黄连的生药学研究》获金华市科协优秀论文二等奖；论文《剑叶龙血树及其加工品（国产血竭）的生药学鉴定》获金华市科协优秀论文三等奖；论文《国产血竭生产工艺及质量标准研究》获金华市科学技术进步四等奖；任"新法 5 号"治疗类风湿病观察协作组成员，获金华市科技进步三等奖。

1994 年，发表论文《灵芝（赤芝）的生药学鉴定》《消炎止痒剂治疗阴道炎 150 例的疗效观察》《伪葶苈子 – 薄菜子的鉴别》《谈中药专业的函授教育》《浅谈中药房主任应具备的素质》；论文《皮类中药鉴别九法》获省卫生厅优秀论文三等奖。

1995 年，发表论文《黄连属药用植物数量分类学研究》《南烛子药材的补正》。

1996 年，任金华市中药研究中心主任；发表论文《服中药忌茶、煎药忌铁的研究》，获金华市科协优秀论文三等奖。

1997 年，浙江省人民政府授予"浙江省名中医"称号；发表论文《白栎淀粉的开发研究》《姬松茸的生药鉴定及开发研究》《兔胆的生药鉴定及资源开发》。

1999 年，受聘于金华市中医医院，担任中药质控顾问，并从事中医临床门诊工作。

2005 年，发表论文《浙中地区畲族民族医药研究》。

2007 年，受聘为浙江省名中医研究院研究员。

2008 年，主审著作《常用中药的鉴别与应用》；发表论文《萱草抗郁方治疗功能性失眠症 156 例》。

2009 年，主编《常用中药饮片等级规格标准》，供医院内部学习使用。

2011 年，主编《中药临床应用及药理》，供医院内部学习使用。

2015 年，发表论文《张昌禧辨治肿瘤经验浅析》。

2018 年，主编《简明中药功效、成分与药理》，供医院内部学习使用。

2019 年，主编《含毒植物的临床应用与中毒解救》，供医院内部学习使用。

2020 年，成立"张昌禧名老中医药专家传承工作室"，并带徒、传承弟子 20 多人。